Dr. med. Gabi Hoffbauer

W0212055

Arthrose wirksam behandeln

- Medizinische Grundlagen verständlich erklärt
- Wirksame Naturheilverfahren und Selbsthilfemaßnahmen
- Exklusiv: Zusatzinformation im Internet über almeda.de

midena

Inhalt

ALTERNATIVE HEILMETHODEN & SELBSTHILFE

AKTUELLER SERVICE

Arthrose – was ist das?

Arthrose bedeutet frei übersetzt Gelenkabnutzung. Schon dieser Name zeigt, dass Arthrose eigentlich gar keine Krankheit ist, sondern ein natürlicher Prozess, der bereits im mittleren Leben beginnt, von vielen Menschen aber gar nicht bemerkt wird, und wenn, dann erst im höheren Alter. Ähnliches passiert mit den Blutgefäßen, die bereits in der Jugend erste Veränderungen zeigen, die später einmal in eine Arterienverkalkung übergehen. Das heißt aber noch lange nicht, dass alle Menschen deshalb eines Tages einen Herzinfarkt erleiden werden. Dennoch versetzt es fast einen jeden zunächst einmal in Angst und Schrecken, wenn er von seinem Arzt erfährt, dass er an einer Arthrose leidet. Da es sich bei der Arthrose naturgemäß um einen Abnutzungs- oder Alterungsprozess handelt, fühlt sich der Betroffene aufgrund dieser Diagnose gleich um Jahre gealtert und fürchtet, dass sein jetziges Leben vorbei sei und ihm stattdessen bald Stock, Lehnstuhl und Pflegebedürftigkeit bevorstehen.

Mit der Arthrose leben

Die erste gute Nachricht ist, dass kein Mensch mit einer Arthrose sofort zum Greis oder zum Krüppel wird, sondern dass er sein Leben weiter so leben kann wie bisher. Und was durchaus eine zweite gute Nachricht ist: Er muss nur auf die Dinge verzichten, die seinem Körper schaden, und bevorzugt jene Dinge tun, die seine Gesundheit und sein Wohlbefinden fördern. In diesem Sinne ist eine gewöhnliche Arthrose möglicherweise sogar ein freundliches Zeichen der Natur, von nun an etwas pfleglicher mit dem Körper und speziell den Gelenken umzugehen, dem Organismus mit größerem Respekt zu begegnen und das Leben bewusster zu genießen.

Dies soll natürlich nicht von der Tatsache ablenken, dass eine Arthrose, wie es vor allem im aktiven Zustand oder bei fortgeschrittener Gelenkabnutzung häufig der Fall ist, starke Schmerzen und erhebliche

Bewegungseinschränkungen nach sich ziehen kann. Doch selbst dann lässt sich mit einer Arthrose ein gutes Leben führen, wenn man über die Krankheit Bescheid weiß, ihre Tücken kennt und ihre schmerzhaften Seiten zu lindern vermag. Sicherlich kann eine Arthrose nicht geheilt werden, aber der aktive, zupackende Umgang mit einer chronischen Krankheit wie der Arthrose macht es jedem möglich, die Krankheit zu beherrschen statt ihr Opfer zu werden.

Regelmäßige Bewegung gegen Verschleiß

Der Begriff Arthrose sagt natürlich noch nichts darüber, welches Gelenk überhaupt betroffen ist. Meistens sind es nur wenige Gelenke, deren Abnutzungserscheinungen zu Beschwerden führen – meist die, welche ein Leben lang am meisten an Gewicht zu tragen hatten. Deshalb kommen Arthrosen am Hüft-, Knie- und Sprunggelenk sowie am unteren Teil der Wirbelsäule viel häufiger vor als Arthrosen an den Armgelenken.

Neben dem ganz natürlichen Alterungs- und Abbauprozess, der die Gelenke genauso wie andere Strukturen im Körper betrifft, gibt es verschiedene Risikofaktoren, welche die Entstehung einer Arthrose fördern oder beschleunigen. Dazu gehört jede Form von Fehl- und Überbelastung, aber auch Unterbelastung. Leider kann man seine Gelenke nicht schonen, indem man sie gar nicht benutzt – was natürlich auch für andere Organe gilt und ganz besonders für das Gehirn! Nur durch regelmäßige Bewegung halten Sie Ihren Körper fit und Ihre Gelenke gesund, extreme Belastung hingegen ist ebenso schädlich wie übertriebene Aktivität – das gilt für junge und gesunde Menschen genauso wie für ältere mit Verschleißerscheinungen.

München, im Sommer 2000
Dr. med. Gabi Hoffbauer

Aufbau und der Gelenke

Gelenke sind bewegliche Verbindungen zwischen zwei oder mehreren Knochen. Sie ermöglichen – im Zusammenspiel mit Muskeln, Sehnen und den anderen Komponenten des Bewegungsapparates – alle unsere Bewegungen: vom Drehen des Kopfes bis zum Greifen eines Gegenstandes, vom Bücken und In-die-Knie-Gehen bis zum Gehen und Laufen. Außerdem sind die Gelenke so angelegt, dass sie auch eine gewisse Stabilität garantieren. Wie diese immens wichtigen Verbindungsstellen zwischen den Knochen aufgebaut sind und wie sie ihre Funktion wahrnehmen, erfahren Sie in diesem Kapitel.

Funktion

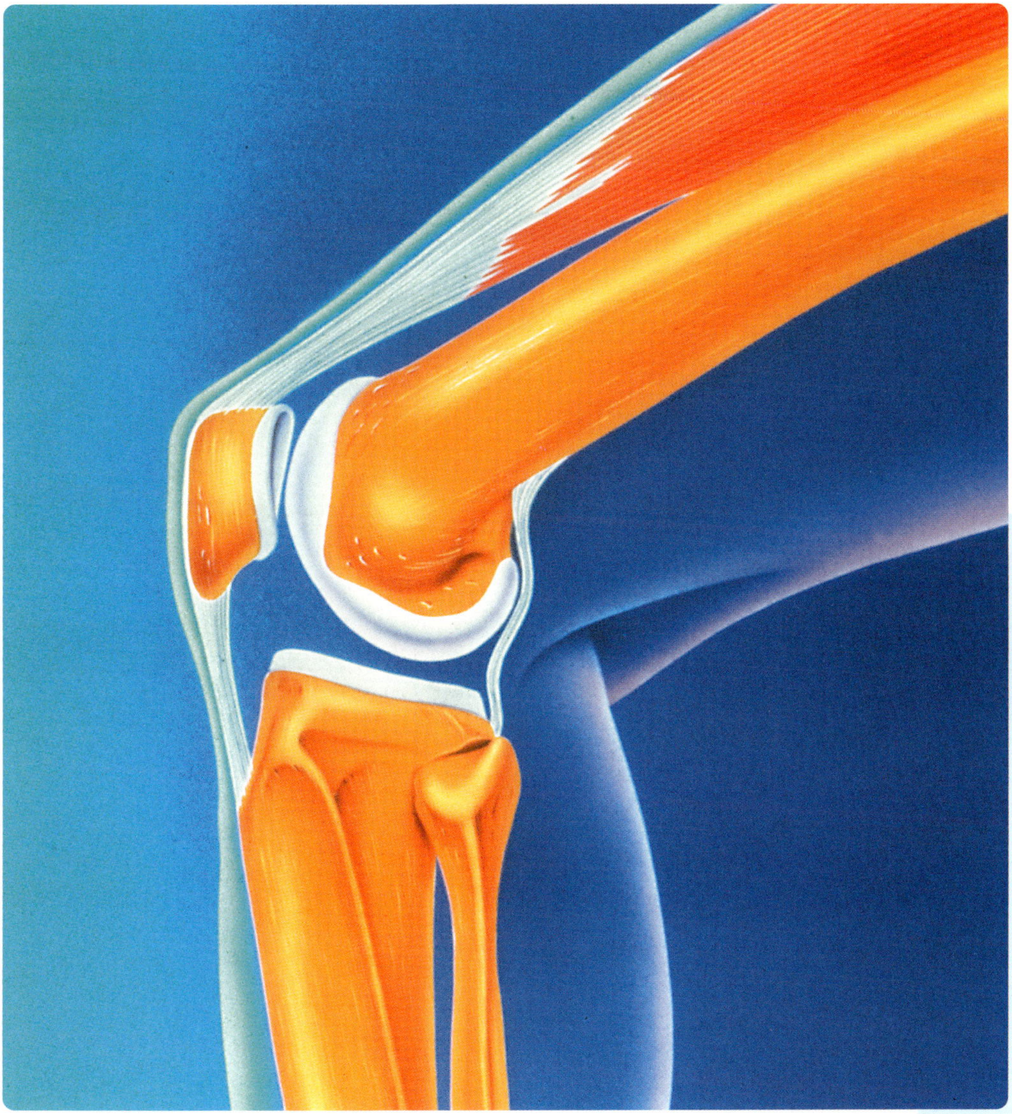

Verschiedene Formen von Gelenken

Je nach Art der Bewegung, die ein Gelenk durchführen soll, gibt es Kugelgelenke, Scharniergelenke, Drehgelenke und Eigelenke. Die größte Beweglichkeit bieten Kugelgelenke wie das Schulter- und Hüftgelenk: Sie erlauben Bewegungen um alle drei Achsen im Raum. Nicht ganz so groß ist der Bewegungsspielraum von Eigelenken wie dem Handgelenk. Zwar sind hier theoretisch nur Bewegungen um zwei Achsen möglich, dennoch ist das Handgelenk enorm »gelenkig«. Scharniergelenke wie die Knie- und Ellbogengelenke sowie die Mittel- und Endgelenke der Finger erlauben nur die Bewegung um eine Achse. Das Gleiche gilt für Dreh- (oder Rad-)Gelenke, die eine Bewegung nur um die Längsachse ermöglichen, wie es zwischen Speiche und Elle am Unterarm der Fall ist. Ohne diese Beweglichkeit könnten wir ein Stückchen Kuchen aber nicht so elegant auf die Gabel nehmen und dann zum Mund führen.

VERSCHIEDENE GELENKFORMEN

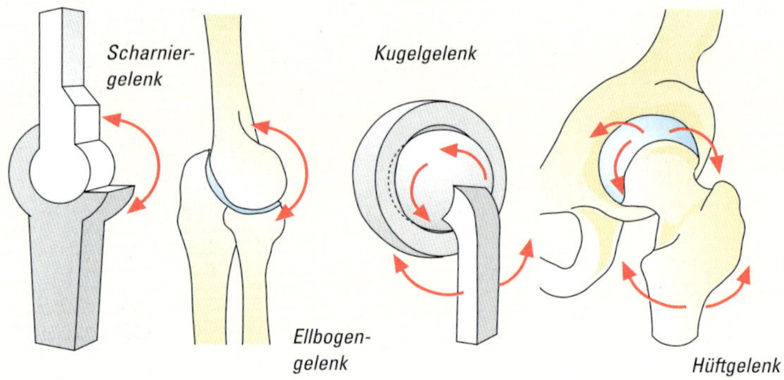

Darüber hinaus sind noch die straffen Gelenke zu nennen. Ihre Beweglichkeit ist durch den festen Zug der Bänder, die die Gelenke umgeben, nur gering. Solche straffen Gelenke befinden sich an Hand-

und Fußwurzel sowie im Becken zwischen Kreuz- und Darmbein. Je weniger Beweglichkeit ein Gelenk zulässt, desto größer ist seine Stabilität.

Ein Spezialfall: Schließlich gibt es noch so genannte »unechte« Gelenke: Hier sind zwei oder mehr Knochen so fest miteinander verbunden, dass sie sich nicht gegeneinander bewegen lassen. Dazu gehören z. B. die festen Nähte zwischen den Schädelknochen im Erwachsenenalter.

Wie ist ein Gelenk aufgebaut?

In jedem »echten« Gelenk sind die Knochen durch einen Gelenkspalt voneinander getrennt. Je nachdem, welche Art der Bewegung das Gelenk zulässt, sind die beiden Knochenenden speziell geformt. So bildet beispielsweise im Kniegelenk das obere Ende des Schienbeins das Lager für das untere Ende des Oberschenkelknochens. Die beiden Knochenenden (manchmal sind auch mehr als nur zwei Knochen an einem Gelenk beteiligt), die sich im Gelenk berühren, sind mit einer bindegewebigen Schicht, dem so genannten Gelenkknorpel überzogen.

DAS KNIEGELENK

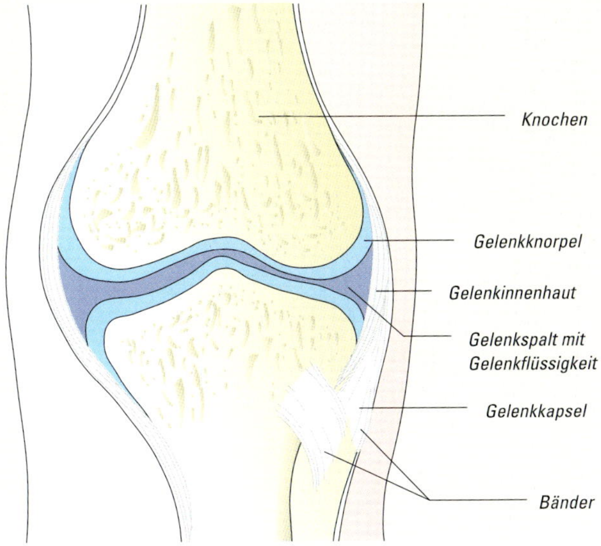

Aufbau und Funktion der Gelenke

Der Gelenkknorpel hat eine extrem glatte Oberfläche, deren Glättegrad bis heute von keinem künstlichen Material auch nur annähernd erreicht werden konnte. Diese Eigenschaft ermöglicht es, dass die Knochen im Gelenk ohne Reibung gegeneinander gleiten. Der verformbare Knorpel puffert hohe Krafteinwirkungen ab, wie sie etwa beim Auftreffen des Körpers auf unelastischem Boden nach einem Sprung entstehen.

Nach außen wird ein Gelenk durch die Gelenkkapsel abgeschlossen. Die Gelenkkapsel umhüllt die beiden (oder mehrere) am Gelenk beteiligten Knochenenden und den Gelenkspalt. Ihre äußere Schicht besteht aus festem Bindegewebe, dem innen eine dünne Haut aufliegt, die so genannte Synovialmembran. Diese Haut hat eine wichtige Aufgabe, denn aus den in ihr verlaufenden Blutgefäßen gelangt Blutserum in den Gelenkspalt und bildet die Gelenkflüssigkeit. Außerdem sind in dieser Haut Zellen (Synovialzellen) angesiedelt, die sehr große Eiweißmoleküle (Hyaluronate) produzieren. Sie verleihen der Gelenkflüssigkeit eine hohe Viskosität, was die Gleitfähigkeit der an einem Gelenk beteiligten Knochen noch verbessert. Aus den Blutgefäßen strömen auch Nährstoffe in die Gelenkflüssigkeit, durch die der Knorpel, der selbst keine Blutgefäße enthält, ernährt wird. Außen stabilisieren kräftige Gelenkbänder die bindegewebige Gelenkkapsel.

Dank der extrem glatten Oberfläche der Gelenkknorpel und der hohen Viskosität der Gelenkflüssigkeit können die Knochen im Gelenk ohne Reibung gegeneinander gleiten.

GELENKE – WICHTIG FÜR DAS GLEICHGEWICHT

Sowohl in der Gelenkkapsel als auch in den Gelenkbändern enden sensible Nervenfasern, die ständig die Lage des Gelenkes im Raum an das Gehirn weitergeben und zusammen mit dem Gleichgewichtsorgan und den Meldungen anderer Gelenke darüber informieren, welche Haltung unser Körper gerade einnimmt.

Die sensiblen »Fühler« im Gelenk beeinflussen auch den Spannungsgrad der umgebenden Muskulatur, die wie die Gelenkbänder an der

Stabilisierung der Gelenke beteiligt ist. Manche Gelenke werden zusätzlich durch weitere bindegewebige Strukturen stabilisiert, z. B. durch Bandscheiben oder Menisken. Nach außen hin werden viele Gelenke vor Schäden durch kleine flüssigkeitsgefüllte Kissen, die Schleimbeutel, geschützt. Sie verhindern, dass die Haut direkt auf dem Knochen zu liegen kommt, und fangen die Reibung zwischen Knochen und Sehnen auf.

Feinstruktur des Gelenkknorpels

Der Gelenkknorpel gilt als eine der wichtigsten Strukturen des Gelenkes; dieser Knorpel gewährleistet eine normale Funktion und spielt bei Abnutzungsprozessen wie der Arthrose ebenfalls eine Schlüsselrolle. Der Gelenkknorpel besteht aus einer Grundsubstanz, in die dreidimensional wie ein Gitter angeordnete Bindegewebsfasern eingelassen sind. Dazwischen liegen die Knorpelzellen, die das Eiweiß für die Bindegewebsfasern und die Baustoffe für die Grundsubstanz produzieren. Die Grundsubstanz besteht aus sehr großen Molekülen, den so genannten Proteoglykanen, die in hohem Maße Wasser binden können und so dem Knorpel seine einzigartige Elastizität verleihen.

Mit regelmäßiger Bewegung können Sie dafür sorgen, dass Ihre Gelenke mit genügend Nährstoffen versorgt und von Stoffwechsel-Abbauprodukten befreit werden.

Bei Belastung drückt das vom Gelenk zu tragende Gewicht mit viel Kraft auf die Knorpelfläche der Knochen, die am Gelenk beteiligt sind. Wo der Knorpel eingedrückt wird, weicht die flüssigkeitsreiche Grundsubstanz seitwärts aus. Dadurch wird die auf das Gelenk einwirkende Kraft gedämpft. Bei gleitenden oder rollenden Bewegungen eines Gelenkes wird die Grundsubstanz in eine Richtung bewegt. Die gleichzeitig durch den Druck in den Knorpel gepressten Nährstoffe verteilen sich so in der Grundsubstanz, Abbauprodukte des Stoffwechsels werden aus dem Knorpel abtransportiert. Dies verdeutlicht, wie wichtig regelmäßige Bewegung für die Nährstoffversorgung und damit für die Funktion des Gelenkes ist.

Gelenkveränderungen bei Arthrose

Gewisse Abnutzungsprozesse in den Gelenken sind mit zunehmendem Alter normal. Wenn jedoch Beschwerden auftreten, sollten Sie sich an einen Arzt wenden.

Mit zunehmendem Alter kommt es in den Gelenken zu typischen Rückbildungsvorgängen, die aber noch nicht gleichbedeutend mit einer Arthrose sind: Die großen Moleküle (Proteoglykane) im Knorpel verändern sich, und ihre Fähigkeit, Wasser zu binden, geht mehr und mehr zurück. Gleichzeitig verlieren die bindegewebigen Gitterfasern an Elastizität. Dadurch wird der Knorpel dünner und starrer, seine Belastbarkeit nimmt ab, und er wird anfälliger für äußere Schädigungen. Dazu kommt, dass weniger Nährstoffe in die Gelenkflüssigkeit gelangen, die zudem in geringerer Menge und nachlassender Qualität hergestellt wird.

Diese Veränderungen sind normale Alterungsprozesse und keine Krankheiten. Der Übergang zur Arthrose ist jedoch fließend. Ab wann man ein degenerativ verändertes Gelenk als arthrotisch bezeichnet, ist letztlich Definitionssache. Der Arzt spricht meist dann von einer Arthrose, wenn die Abnutzungsveränderungen Beschwerden verursachen. Andererseits kann eine Arthrose, auch wenn sie bereits einmal Schmerzen verursacht hat, wieder über lange Zeit ruhen – insbesondere dann, wenn der Betroffene pfleglich damit umgeht.

Die Rückbildungsprozesse im Gelenkknorpel und in der Gelenkkapsel führen früher oder später zu einem Teufelskreis: Wird die Versorgung der Knorpelzellen mit Nährstoffen kritisch, stellen sie nicht mehr genügend große Moleküle für die Grundsubstanz her. Dadurch verliert der Knorpel weiter an Elastizität und Belastbarkeit. Unter Belastung kann der Knorpel nun einreißen und feine Spalten bilden.

Knorpelteile werden abgerieben und von Enzymen zersetzt. Diese Abbauprodukte wiederum üben einen unheilvollen Reiz auf verschiedene Gelenkstrukturen und den unter dem Knorpel liegenden Knochen aus. Neues, funktionell minderwertiges Bindegewebe verdrängt den Knorpel und bildet an den Grenzen zwischen Knorpel und Knochen wulst- oder zackenförmige Auflagerungen, die sich in Knochengewe-

GESUNDES UND ARTHROTISCHES GELENK

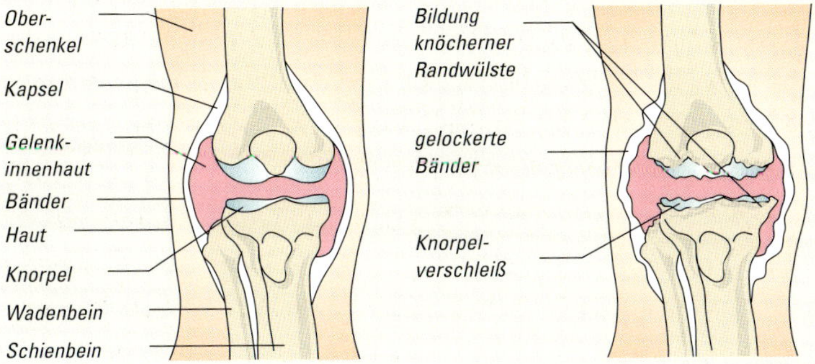

be umwandeln können. Diese Osteophyten geben dem Arzt im Röntgenbild einen Hinweis auf eine meist schon fortgeschrittene Arthrose. Im Rahmen dieses Zerstörungsprozesses kann sich der Knorpel immer stärker abbauen und schließlich ganz verschwinden. Dann liegen die Knochen im Gelenk aufeinander.

Anhand einer Röntgenaufnahme kann der Arzt den Zustand des betroffenen Gelenkes genau prüfen.

Im Röntgenbild erscheint der Gelenkspalt schmal oder völlig aufgehoben. Schon viel früher reagieren die am Gelenk beteiligten Knochen mit Veränderungen: Das direkt unter dem Knorpel gelegene Knochengewebe wird dichter und die ehemals runden Knochenstrukturen flachen ab. Die Verdichtung der Knochen gilt als sehr frühes Zeichen einer Arthrose im Röntgenbild. Im Laufe der Krankheit werden die Knochenenden zunehmend breiter und platter, um den Belastungen weiter standhalten zu können. Schon von außen sind solche Umbauvorgänge zu erkennen.

Auch die zum Gelenk gehörige Muskulatur ist in Mitleidenschaft gezogen. Zunächst reagiert sie auf die Gelenkveränderungen mit erhöhter Spannung, was zu schmerzhaften Verspannungen und Bewegungseinschränkung führt. Wird das Gelenk aufgrund stärkerer Schmerzen geschont, nimmt die Muskelkraft ab; schließlich kann es zum Abbau von Muskelgewebe kommen.

Ursachen und der Arthrose

Die Rückbildungsvorgänge im Alter sind vermutlich die wichtigste Voraussetzung für die Entstehung einer Arthrose, allerdings führen sie keinesfalls immer zu Beschwerden. Daneben gibt es zahlreiche Faktoren, welche die Abnutzungsprozesse im Gelenk beschleunigen und das Auftreten einer Arthrose begünstigen. In diesem Sinne sind die häufigsten Ursachen einer Arthrose Fehlbelastungen und Überlastungen von Gelenken. Als weitere Ursachen gelten Gelenkverletzungen, Hüftgelenkdysplasie, Knochenerkrankungen, bakterielle und rheumatische Gelenkentzündungen, hormonelle und Stoffwechselstörungen.

Auswirkungen

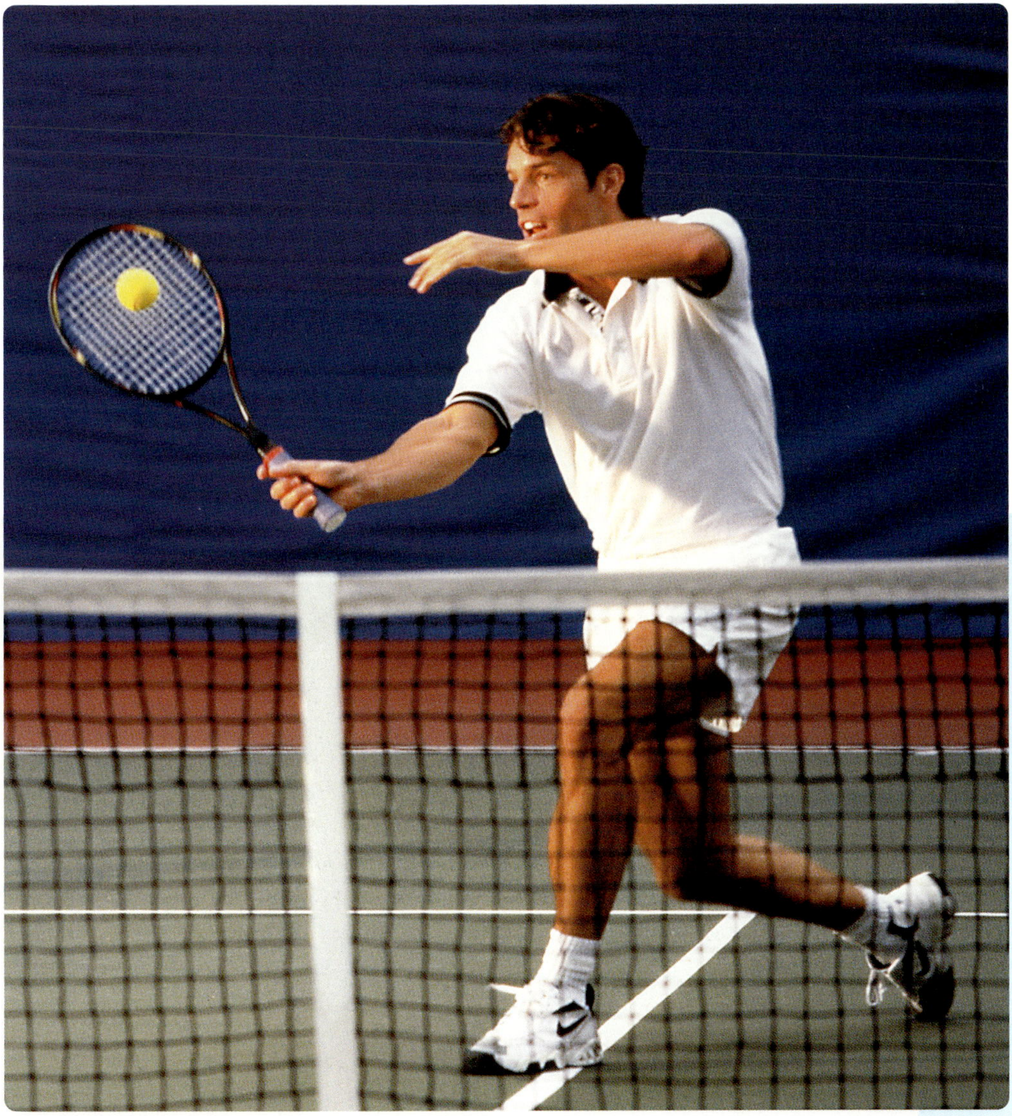

Über- und Fehlbelastung

Über- und Fehlbelastungen von Gelenken sind häufig durch Fehlstellungen im Gelenk bedingt, wie sie bei O- und X-Beinen oder bei Verkürzung eines Beines auftreten. Bei diesen Veränderungen lastet das Gewicht nicht wie üblich auf einem Großteil der Gelenkfläche, sondern strapaziert nur einen kleinen Teil davon. Oftmals sind es dann die seitlichen Gelenkanteile, auf die konstant großer Druck einwirkt. Diese Gelenkanteile sind aber bereits aus anatomischen Gründen nicht so elastisch und stabil wie der mittlere Gelenkbereich. Auch Fehlstellungen nach Knochenbrüchen begünstigen die Entwicklung einer Arthrose. Schließlich können Verletzungen der Bänder zur Instabilität von Gelenken führen und einer frühzeitigen Abnutzung Vorschub leisten.

Als weit verbreiteter Grund für die Überbelastung von Gelenken ist in unseren Breiten das Übergewicht zu nennen. Weiterhin fördern Überlastungen durch einseitige Bewegungen, Dauerbeanspruchungen beim Sport oder bei bestimmten Berufen die Entwicklung einer Arthrose.

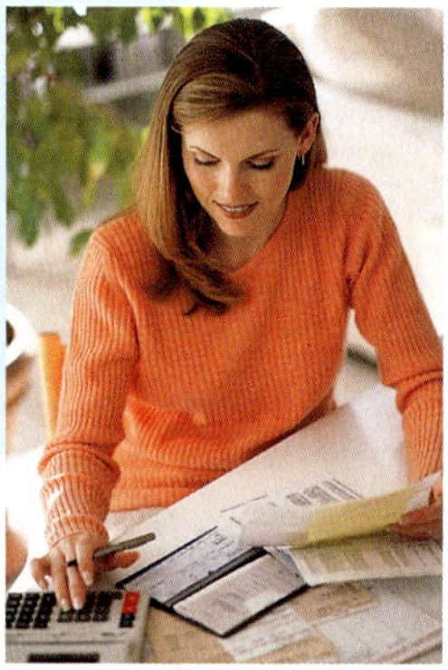

Mangelnde Bewegung verhindert, dass die Knorpelzellen ausreichend mit Nährstoffen versorgt werden.

Zu den Fehlbelastungen zählen schließlich auch Bewegungsarmut im Allgemeinen und die sitzende Lebensweise im Speziellen. Werden die Gelenke nicht oder nur unzureichend bewegt, können die Knorpelzellen nicht adäquat ernährt werden und sind für kleine Verletzungen und Abbauvorgänge anfälliger.

Gelenkverletzungen

Nach Knochenbrüchen, bei denen ein Gelenk in Mitleidenschaft gezogen wurde, oder als Folge unfallbedingter Gelenkschädigungen bildet sich in relativ vielen Fällen eine Arthrose aus. Eine solche Arthrose kann sich auch schon bei jungen Menschen sehr rasch entwickeln.

Hüftgelenkdysplasie

Die Hüftgelenkdysplasie betrifft zwei bis vier Prozent der Neugeborenen. In diesem Fall sind eines oder beide Hüftgelenke nicht ausgereift bzw. fehlerhaft angelegt. Dabei ist die Gelenkpfanne zu flach, und der Hüftkopf droht aus dem Gelenk herauszurutschen. Wird dieser Fehler nicht rechtzeitig erkannt und behandelt, nutzt sich das Gelenk rascher ab und ruft schon bei jungen Menschen im Alter zwischen 25 und 40 Jahren eine Hüftgelenksarthrose hervor.

Gelenkerkrankungen im Kindesalter

Im Wachstumsalter sind Knochen und Gelenke sehr anfällig für äußere Störfaktoren. Andererseits besitzen sie in der Jugend noch hohe Regenerationsfähigkeit, die mit zunehmendem Alter verloren geht.
Zu den Gelenkerkrankungen im Kindesalter, welche die Ausbildung einer Arthrose fördern, gehören die so genannten aseptischen Knochennekrosen, die Osteochondrosis dissecans und die jugendliche Hüftkopflösung.
Die Osteochondrosis dissecans geht auf eine lokal umschriebene Durchblutungsstörung zurück, die am häufigsten am Knie vorkommt. Dabei stirbt ein kleiner Bereich von Knorpel und darunter liegendem Knochen ab und löst sich aus dem Gelenk. Dieses Knochen-Knorpel-

Aseptische Knochennekrosen können an vielen Knochen auftreten. Bei der Perthes-Krankheit etwa kommt es aufgrund einer Durchblutungsstörung in Knochen und Knorpel zum Absterben des Hüftkopfes. Der abgestorbene Knochen kann durch Entlastung wieder aufgebaut werden. Allerdings wird er nicht mehr die gleiche runde Form erreichen wie ein gesunder Hüftkopf, was ihn anfällig für die Entwicklung einer Arthrose macht.

WAS IST EINE VORZEITIGE HÜFTKOPFABLÖSUNG

Bei schnell wachsenden Jugendlichen vor oder in der Pubertät kann sich der Hüftkopf vom restlichen Oberschenkelknochen lösen. Zwar kann der Hüftkopf mit Hilfe von Schrauben und Drähten wieder auf dem Oberschenkelhals befestigt werden. Heilt er jedoch in einer Fehlstellung wieder ein, kommt es als Folge dieser Hüftkopfablösung oft schon frühzeitig zu einer Arthrose.

Stückchen, auch Gelenkmaus genannt, schwimmt dann frei im Gelenk. Wird diese »Maus« bei Bewegung im Gelenk eingeklemmt, treten blitzartige Schmerzen auf, und das Gelenk kann nicht mehr bewegt werden. Auch wenn die Lücke, die der freie Gelenkkörper hinterlassen hat, wieder durch Bindegewebe verschlossen wird, droht doch die Entwicklung einer Arthrose.

Gelenkentzündungen

Nach Gelenkspiegelungen oder Gelenkoperationen können Bakterien in das Gelenk eindringen und eine Arthrose verursachen.

Gelenke sind normalerweise frei von Krankheitserregern. Seit zur Behandlung von bakteriellen Infektionen anderer Körperregionen Antibiotika zur Verfügung stehen, werden Bakterien auf dem Blutweg nur noch sehr selten in die Gelenke verschleppt. Heute gelangen Bakterien vor allem durch Spritzen nach Gelenkspiegelungen oder Gelenkoperationen in ein Gelenk und verursachen eine Entzündung, die rasch zur Zerstörung des Knorpels führt. Die chronische Polyarthritis, ausgelöst durch körpereigene Abwehrstoffe, die sich gegen Bestandteile des Gelenkes richten, führt ebenso wie andere entzündliche Gelenkerkrankungen früher oder später zur Arthrose.

Hormonelle und Stoffwechselstörungen

Eine Störung der Schilddrüsenfunktion kann ebenso wie die verminderte Produktion von weiblichen Hormonen (z. B. in den Wechseljahren) die Entwicklung einer Arthrose beschleunigen. Unter den Stoffwechselerkrankungen ist es vor allem die Gicht, die eine frühzeitige Arthrose fördert.

Wie wirkt sich eine Arthrose aus?

Zu den ersten Anzeichen einer Arthrose zählt, dass sich ein oder auch mehrere Gelenke steifer anfühlen als bisher, was von den Betroffenen oft so beschrieben wird, als seien die Sehnen zu kurz geworden. Dazu kommt ein unbestimmter, diffuser Schmerz. Vielfach ist nur eine bestimmte Bewegung, z. B. eine starke Beugung oder Streckung, ein Abwinkeln, Abspreizen oder Anziehen einer Gliedmaße endgradig von Schmerzen begleitet. Manchmal weisen auch nur eine schmerzhaft verspannte Muskulatur oder Schmerzen im Ansatzbereich von Sehnen auf eine Arthrose hin.

Arthroseschmerzen treten vor allem dann auf, wenn man sich nach einer Ruhephase wieder zu bewegen beginnt, z. B. am Morgen nach dem Aufstehen oder tagsüber nach längerem Sitzen. Dieser Anlaufschmerz verschwindet nach einiger Zeit wieder, wenn das betroffene Gelenk »eingelaufen« ist. Belastet man das Gelenk dann länger, etwa beim Laufen oder durch eine bestimmte Arbeit, dann kehrt der Schmerz oft wieder und wird von einem müden Gefühl in den Muskeln begleitet.

Eine Arthrose, die lange Zeit keine oder nur wenig Beschwerden verursacht, wird als »ruhende Arthrose« bezeichnet. Eine ruhende Arthrose kann aber ganz schnell in eine »aktivierte Arthrose« übergehen. Dann bildet sich ein Erguss im Gelenk, sodass es auch äußerlich sichtbar anschwillt. Das Gelenk fühlt sich warm an, die darüber liegende Haut kann gerötet sein. Die Entzündung ruft sehr starke Schmerzen hervor, und die Beweglichkeit im betroffenen Gelenk ist stark eingeschränkt.

Eine solche aktivierte Arthrose kann bereits im frühen Stadium einer Arthrose auftreten. Andererseits kann eine Arthrose über Jahrzehnte in der ruhenden Form verweilen und dann plötzlich in eine aktivierte Form übergehen. Ausgelöst wird eine solche Aktivierung in vielen Fällen durch ungewohnte Belastung, wie beispielsweise ein Skiwochenende oder eine Wandertour, aber auch durch längeres Verharren in unbequemer Stellung, wie z. B. einem langen Flug oder einer Autofahrt. Schließlich zählen auch eine Prellung durch einen Sturz, starke Kälte oder eine Infektion zu den möglichen Ursachen.

In Ruhe oder nachts bereitet eine Arthrose selten Schmerzen. Auch Dauerschmerz ist eher untypisch. Eine Arthrose zeichnet sich durch wechselnden Schmerzcharakter aus. Erst in weit fortgeschrittenen Stadien sind ständige Schmerzen nicht selten. Dann kann es manchmal auch zu Bewegungsblockaden oder zum Einknicken im Knie- oder Hüftgelenk kommen, wenn diese Gelenke betroffen sind.

Diagnose Behandlung der Arthrose

Wenn Sie wissen wollen, ob Sie an einer Arthrose leiden, dann kann der Arzt dies mit einfachen Mitteln herausfinden. Einmal gibt ihm schon die Schilderung Ihrer Beschwerden Auskunft darüber, ob eine Arthrose dahinter steckt oder eine andere Erkrankung. Zum anderen muss Ihr Arzt dann nur noch das Röntgengerät einsetzen, um seinen Verdacht zu bestätigen oder aber eine Arthrose auszuschließen. Nur selten ist es notwendig, mit weiteren Untersuchungsmethoden nach anderen Ursachen der Gelenkbeschwerden zu suchen.
Ist die Arthrose bestätigt, gibt es eine Vielzahl an Behandlungsmöglichkeiten, die Ihr Arzt einleiten kann. Wichtig ist dabei auf jeden Fall Ihre aktive Mitarbeit, da sonst die Arthrose nicht zum Stillstand gebracht bzw. gebessert werden kann.

und allgemeine

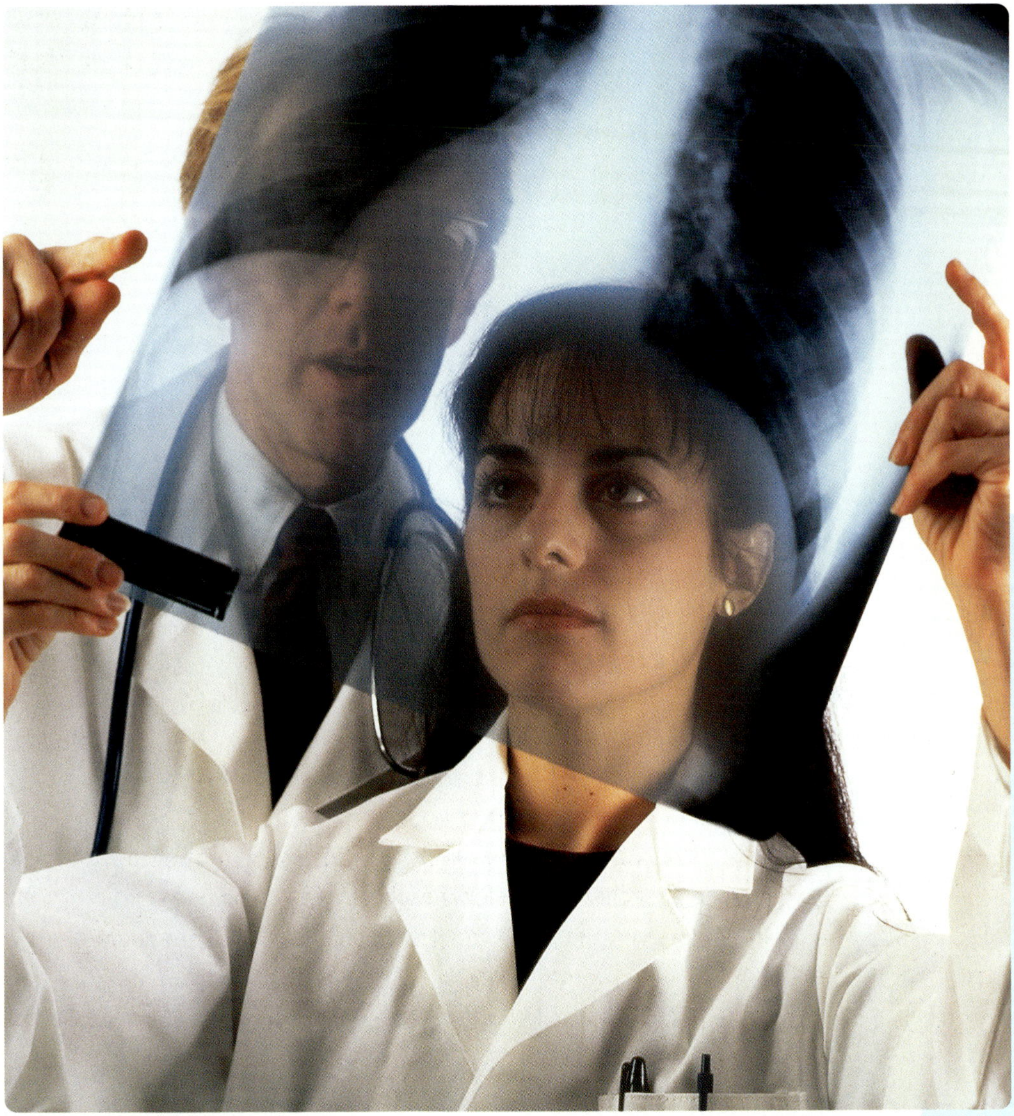

Wie wird eine Arthrose festgestellt?

Wenn der Arzt aufgrund Ihrer Krankengeschichte den Verdacht hegt, dass Sie an einer Arthrose leiden, wird er zunächst eine Röntgenuntersuchung durchführen. Als frühzeitigen Hinweis auf eine Arthrose sieht der Arzt im Röntgenbild eine Verdichtung des Knochengewebes direkt unterhalb des Knorpels, was er als subchondrale Sklerose bezeichnet. Ein ganz typischer Befund bei einer Arthrose sind auch die Randwülste an den Übergängen zwischen Knochen und Gelenk, die so genannten Osteophyten, die ebenfalls lange, bevor sich die Arthrose mit Schmerzen äußert, vorhanden sein können. Und schließlich, wenn der Knorpel immer dünner wird, verkleinert sich auch der Gelenkspalt im Röntgenbild. Eine Abflachung der am Gelenk beteiligten Knochen ist auch im Röntgenbild ein spätes Zeichen einer Arthrose.

Nur wenn der Arzt nicht sicher ist, ob die Befunde im Röntgenbild sicherer Ausdruck einer Arthrose sind oder ob eine andere Krankheit vorliegt, wird er weitere Untersuchungen durchführen.

Sind Sie von einer Arthrose betroffen, ist es sehr wichtig, dass Sie nicht in Passivität verfallen. Den Erfolg der ärztlichen Behandlung können Sie aktiv unterstützen, indem Sie beispielsweise Ihre Gelenke durch mehr Bewegung pflegen.

Welche Behandlungsmöglichkeiten gibt es?

Jegliche Behandlung der Arthrose bedarf Ihrer Mithilfe. Ohne die engagierte Mitarbeit des Betroffenen kann eine Arthrose nicht gebessert werden oder gar zum Stillstand kommen, zumindest nicht für längere Zeit. Dieser Selbsthilfe ist deshalb ein eigenes Kapitel in diesem Buch gewidmet, in dem Sie alle wichtigen Ratschläge bekommen, wie Sie Beschwerden lindern und den Abnutzungsprozess bremsen können (siehe Seite 62 bis 95). Die wichtigste Behandlungsmaßnahme, die die beiden genannten Ziele verfolgt – und auch erreicht – heißt: mehr Bewegung und weniger Belastung. Diese Maxime gilt bei jeder Arthrose, selbst dann, wenn eine aktivierte

ENTSCHEIDEND FÜR DEN BEHANDLUNGSERFOLG: IHRE MITARBEIT

Wenn Sie sich ausschließlich auf die Wirkung ärztlicher Maßnahmen – von Medikamenten bis hin zur Operation – verlassen, dann können Sie das Fortschreiten der Krankheit nur wenig beeinflussen. Das Wesentliche – nämlich bewusst zu leben, Exzesse zu vermeiden und Ihren Gelenken wie Ihrem gesamten Körper Tag für Tag die nötige Aufmerksamkeit in Form von Bewegung, Entspannung und Zuwendung zu gönnen – das müssen Sie selbst tun.

Arthrose nur für kurze Zeit Ruhe und ärztliche Hilfe, etwa in Form von Medikamenten oder einer Punktion (siehe unten), benötigen sollte. Hier soll zunächst einmal beschrieben werden, was der Arzt für Sie tun kann, wenn Ihre Selbsthilfemaßnahmen alleine nicht mehr ausreichen. Diese Feststellung weist bereits darauf hin, dass medizinische Methoden sehr effektiv sein können, aber nur kurzfristig eingesetzt werden. Das gilt für Medikamente genauso wie für eine Operation. Denn danach ist wieder Ihre aktive Mithilfe gefragt, damit die Arthrose nicht weiter fortschreitet und die ärztlichen Maßnahmen, insbesondere wenn es sich um Operationen handelt, auch tatsächlich den gewünschten Erfolg zeitigen. Dabei unterscheidet sich die Behandlung einer »normalen«, ruhenden Arthrose von der einer aktivierten, entzündlichen Arthrose.

Die medikamentöse oder operative Behandlung einer Arthrose verspricht Erfolg, kann aber nur kurzfristig eingesetzt werden.

Behandlung der aktivierten Arthrose

Bei der stark schmerzhaften aktivierten Arthrose, bei der das Gelenk geschwollen, überwärmt und meist sehr schmerzhaft ist, kann eine kurze Zeit der Entlastung bereits zur Besserung führen. Reicht dies nicht aus, müssen alle Methoden genutzt werden, um den akuten Reizzustand rasch wieder in eine Ruheform zu überführen.

Entlastung

Sehr häufig ist das Kniegelenk von einer aktivierten Arthrose betroffen. Dabei nehmen die Beschwerden oft schon durch Hochlegen und Entlastung des Beines beim Gehen ab – z. B. durch einen Stock. Allerdings bedeutet jede Ruhigstellung eine weitere Schädigung für das arthrotische Gelenk, deshalb darf es nur ganz kurze Zeit geschont werden. Oder die Ruhephasen müssen immer wieder durch vorsichtige Bewegungsübungen – ohne Belastung – unterbrochen werden. In manchen Fällen können feste Verbände das Gelenk stützen und vor schmerzhaften Bewegungen schützen. Sie selbst können eine elastische Binde anlegen, während bei ausgeprägten Entzündungen mit Ergussbildung ein unelastischer aber nur wenig auftragender Tapeverband hilfreich ist, den der Arzt oder seine Helferin anlegt. Auch eine in der Praxis individuell angefertigte Gipsschiene kann ein stark entzündetes Gelenk für kurze Zeit entlasten. Kommt es häufig zu Reizzuständen mit oder ohne Ergussbildung, dann sind fertig zu kaufende oder speziell angefertigte Bandagen sinnvoll, die Sie (auf Verordnung durch Ihren Arzt) in einem orthopädischen Fachgeschäft oder in der Apotheke erhalten.

Ein arthrotisches Gelenk darf nur für kurze Zeit ruhig gestellt werden. Ruhephasen müssen immer wieder durch Bewegungsübungen unterbrochen werden.

Kälte

Bei aktivierter Arthrose können die Schwellung und der akute Schmerz durch Kälteanwendungen rasch gebessert werden. Gehen Sie jedoch behutsam vor, um zu sehen, ob Sie die Kältebehandlung auch gut vertragen.

Wenden Sie zunächst einen kühlen Umschlag an. Dazu geben Sie ein Tuch in kaltes Wasser und wringen es anschließend gut aus. Wickeln Sie dieses Tuch nun um das entzündete Gelenk und binden Sie ein weiteres trockenes Tuch darüber. Lassen Sie den feuchtkalten Umschlag auf dem Gelenk, bis das Tuch warm geworden ist, jedoch nicht länger als 20 Minuten. Entfernen Sie den Umschlag aber schon früher, wenn Sie die Kälte als unangenehm empfinden oder zu frösteln beginnen. Haben Sie den Umschlag gut vertragen, dann führen Sie diese Anwendung noch einmal durch. War die erste Anwendung zu warm, geben Sie einige Eiswürfel in das kalte Wasser, bevor Sie das Tuch darin anfeuchten. War der Umschlag zu kalt, nehmen Sie beim zweiten Mal lauwarmes Wasser oder legen Sie ein dünnes trockenes Tuch unter das feuchte. Cremen Sie die Haut nach dem Umschlag gut ein, auch eine fette Salbe, die Sie unter dem feuchten Tuch auftragen, schützt die Haut vor Austrocknung.

Legen Sie immer ein trockenes Tuch unter eine Eispackung, damit Sie Ihrer Haut keinen Kälteschaden zufügen. Sehr gut bewährt haben sich auch gefrorene Erbsen aus der Tiefkühltruhe, die Sie in eine Plastiktüte verpackt und über einem schützenden Tuch auf das entzündete Gelenk legen.

Auch Alkoholumschläge lindern die akuten Schmerzen einer aktivierten Arthrose. Verdünnen Sie zu diesem Zweck 70-prozentigen Isopropylalkohol aus der Apotheke mit zwei Teilen Wasser und träufeln Sie die Mischung auf ein Tuch, das Sie auf das betroffene Gelenk gelegt haben. Der Alkohol verdunstet und kühlt dabei das Gelenk. Cremen Sie die Haut immer sehr sorgfältig vor und nach den Umschlägen ein, da Alkohol die Haut stark entfettet und Hautreizungen bis hin zum Ekzem hervorrufen kann.

Packungen mit gekühltem Magerquark, Heilerde oder Pasten aus der Apotheke lindern einen Arthrose-Schmerz ebenfalls. Streichen Sie den Quark etwa fingerdick auf ein Tuch, das Sie um das schmerzende Gelenk wickeln. Befestigen Sie das Tuch mit einem weiteren oder einer elastischen Binde. Belassen Sie den Wickel so lange auf dem Gelenk, bis er warm geworden ist.

Seien Sie vorsichtig mit Kühlpackungen und kalten Umschlägen, wenn Sie unter Durchblutungsstörungen oder einer Infektionskrankheit leiden. Fragen Sie Ihren Arzt, wie Sie in einem solchen Fall eine aktivierte Arthrose am besten behandeln.

Medikamente

Auch entzündungshemmende und schmerzlindernde Medikamente, wie z. B. Acetylsalicylsäure, Diclofenac und Ibuprofen, können dabei helfen, die akute Entzündung rasch aus dem arthrotischen Gelenk zu vertreiben. Anders als bei der »ruhenden« Arthrose werden die Medikamente im aktivierten Krankheitszustand über einen kurzen Zeitraum bei Bedarf eingenommen. Dabei treten Nebenwirkungen nur selten auf. Worauf Sie bei einer medikamentösen Behandlung der Arthrose achten müssen, erfahren Sie auf den Seiten 30 bis 38.

Gelenkpunktion

Einen größeren Erguss, der keine Tendenz erkennen lässt, von alleine wieder abzuklingen, muss der Arzt durch eine in das Gelenk eingebrachte Nadel abziehen. Liegt ein Gelenkerguss vor, sollten Sie möglichst schnell einen Arzt aufsuchen, denn der Erguss dehnt die Gelenkkapsel, und die darin enthaltenen Entzündungsstoffe können den Knorpel innerhalb kurzer Zeit erheblich schädigen. Außerdem neigt ein lange bestehender Gelenkerguss dazu, immer wieder nachzulaufen. Nach einem großen oder einem immer wiederkehrenden Gelenkerguss wird der Arzt versuchen, mit einem fest anliegenden Verband das Nachlaufen von Flüssigkeit in das Gelenk zu verhindern.

GELENKERGUSS UND GELENKPUNKTION

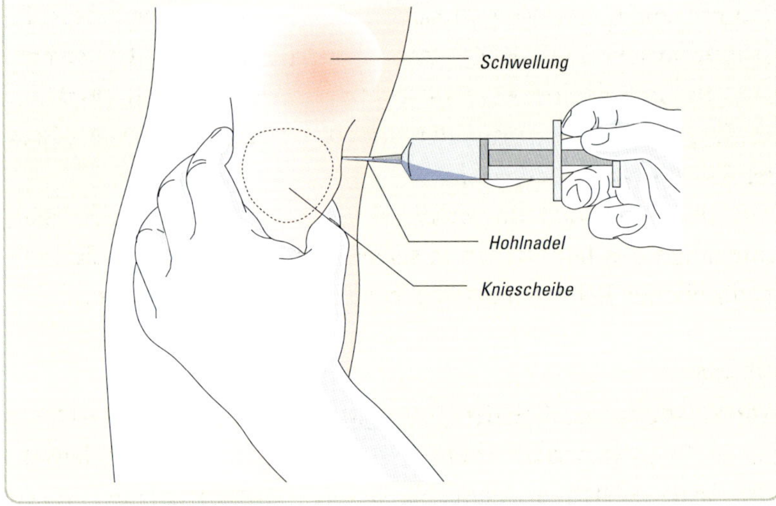

Bei einer Gelenkpunktion entnimmt der Arzt mit Hilfe einer Hohlnadel eine Probe der Gelenkflüssigkeit.

Lokale Gabe von Kortison

Oft kombiniert der Arzt die Punktion des Gelenkes mit der anschließenden Injektion eines entzündungshemmenden Kortisonpräparates in das Gelenk. Dies bringt den meisten Patienten augenblickliche Erleichterung und ist auch nur sehr selten von unerwünschten Wirkungen begleitet, wenn alle Risiken weitestgehend ausgeschaltet und peinlichste Hygiene eingehalten werden.
Anders als bei der ständigen Einnahme eines Kortisonpräparates ruft eine einmalige Kortisonspritze ins Gelenk keine gefährlichen Nebenwirkungen hervor. Manche Patienten berichten lediglich über ein leichtes Unruhegefühl und eventuell auch Schlafstörungen in der Nacht nach der Anwendung. Dagegen bilden sich die entzündlichen Veränderungen bei der aktivierten Arthrose rasch zurück und die Schmerzen lassen umgehend nach.

Keine Angst vor Kortison! Kortison ist ein körpereigenes Hormon, das uns ein Leben in einer bisweilen feindlichen Umwelt erst möglich macht. Menschen, deren Nebenniere aufgrund einer Krankheit kein Kortison mehr produziert, könnten ohne die Einnahme des Hormons nicht weiterleben.

Behandlung der »ruhenden« Arthrose

Wie hier schon mehrfach darauf hingewiesen wurde, sollte die Behandlung der ruhenden Arthrose vornehmlich in den Händen des Betroffenen selbst liegen. Er oder sie muss dafür sorgen, dass die Gelenke ausreichend bewegt, aber nicht zu stark belastet werden, dass die umliegenden Muskeln entspannt, gedehnt und gekräftigt werden, dass das Körpergewicht normal ist und das Leben dem Grad der Arthrose angepasst wird.
Dennoch ist der Arzt ein wichtiger Partner des Patienten: Er berät, unterstützt den Betroffenen in seinen Bemühungen und lindert mit medizinischen Behandlungsmöglichkeiten viele Beschwerden.

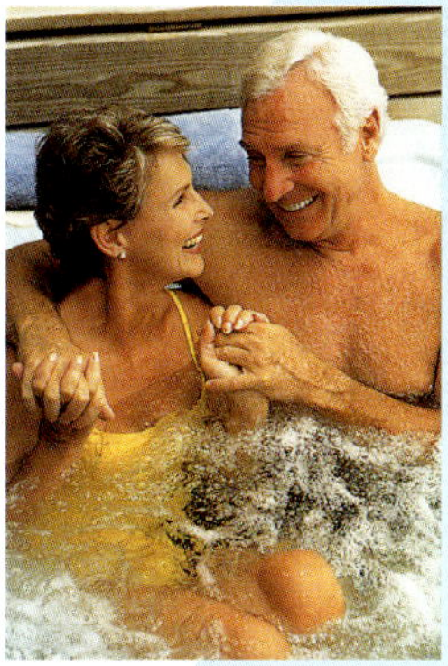

Bewegung in warmer Umgebung ist ideal für die Behandlung einer »ruhenden« Arthrose.

Wärme

Wärme ist eine wichtige Behandlungsmaßnahme, wenn die Arthrose sich im Ruhezustand befindet und nur ab und zu Schmerzen hervorruft. Dabei reichen die Möglichkeiten für Wärmeanwendungen von warmen Bädern, warmen Umschlägen, Wärmflaschen, Wärmepackungen mit Fango oder Moor, Heißluft und Infrarotbestrahlung bis hin zu Thermalbädern.

Die Wärmebehandlung beginnt bereits damit, dass Sie die betroffenen Gelenke durch warme Kleidung schützen, für eine angenehm warme Raumtemperatur sorgen, sich bei Spaziergängen an kalten Tagen sehr warm einpacken und vor allem Nässe und nasskalte Umgebungen meiden.

Verbringen Sie Ihre Ferien in einem trockenen, warmen Klima, und nutzen Sie die schönen Tage zu Hause, um sich im Freien zu bewegen, Fahrrad zu fahren oder im Hochsommer schwimmen zu gehen.

Expertentipp

Kombinieren Sie die entspannende und schmerzlindernde Wärme mit leichten Bewegungsübungen, und pflegen Sie Ihre Gelenke auch dann mit warmen Bädern und viel Bewegung, wenn Sie Ihnen keine Schmerzen bereiten.

Krankengymnastik und Massage

Zwar steht außer Zweifel, dass aktive Bewegung als der beste Beitrag zur Pflege der Gelenke und der sie umgebenden Muskulatur gelten kann. Aber gerade zu Beginn der Behandlung einer Arthrose können fachkundige Massagen – möglichst im Anschluss an eine Wärmebehandlung – die verspannte Muskulatur lockern und erste vorsichtige Bewegungsübungen die geschrumpften Gelenkkapseln dehnen, die »eingerosteten" Muskeln und Gelenke lösen und ihre Durchblutung anregen.

Weitere physikalische Behandlungen

Durch den Einsatz von Schallwellen, deren Frequenz oberhalb der menschlichen Hörgrenze liegt, kann man therapeutisch eine sehr feine Massage durchführen, die kaum spürbar ist und die Gewebe nicht erwärmt. Diese Ultraschalltherapie fördert die Durchblutung, löst Muskelverspannungen, lindert Schmerzen und kann sogar die raschere Rückbildung eines Gelenkergusses anregen.

Auch die Anwendung von elektrischem Strom hat stoffwechsel- und durchblutungsfördernden Effekt sowie wärmende und schmerzlindernde Wirkungen.

VERSCHIEDENE IN DER ELEKTROTHERAPIE GENUTZTE STRÖME

Gleichstrom (Galvanisation)	*Stanger-Bad, Vierzellenbad*
Niederfrequenter Wechselstrom	*Reizstrom, diadynamische*
Interferenzstrom	*Ströme*
Hochfrequenter Wechselstrom	*Kurzwellen, Mikrowellen*

Als besondere Form der Elektrotherapie wurde zur Behandlung chronischer Schmerzen die TENS-Methode (Transkutane elektrische Nervenstimulation) entwickelt. Dabei werden über Hautelektroden elektrische Impulse abgegeben, die auf sensible Nerven einwirken sollen. Da man annimmt, dass das Rückenmark nicht unendlich viele Impulse gleichzeitig ans Gehirn weiterleiten kann, sollen diese leichten und ungefährlichen elektrischen Impulse die Weiterleitung von Schmerzreizen an das Gehirn blockieren.

Bei dem nach seinem Begründer benannten Stanger-Bad wird Gleichstrom ins Wasser geleitet, der die Durchblutung anregt, die Muskelspannung verändert, Schmerzen lindert und die Aufnahme von Schmerzmitteln, die ins Badewasser gegeben wurden, in tiefere Gewebe fördert.

Die Tatsache, dass Strom ebenso wie Ultraschallwellen das Eindringen von Stoffen in das Gewebe verbessert, wird auch bei der Iontophorese und der Ultraphonophorese genutzt.

Auch Röntgenstrahlen können zur Behandlung von Arthrosen eingesetzt werden, wobei die Dosis dieser Röntgenreizbestrahlung sehr viel niedriger ist als bei der Behandlung von bösartigen Tumoren. Vor allem immer wiederkehrende Reizzustände können durch die Bestrahlung positiv beeinflusst werden, da die Strahlen die Zellen schädigen, die die Entzündung verursachen und aufrechterhalten. Dabei geht die aktivierte Arthrose rasch in einen ruhenden Zustand über, und die Schmerzen nehmen ab.

Schmerzmittel

Auch bei einer »ruhenden« Arthrose können Schmerzmittel sehr sinnvoll die Behandlung unterstützen, wenn z. B. das Gelenk nach einer größeren Beanspruchung wehtut, aber auch in fortgeschrittenen Fällen, in denen Bewegungsübungen und Gymnastik erst durch eine medikamentöse Schmerzlinderung möglich werden.

Gut wirksam sind in der Regel Schmerzmittel, die zu den so genannten nichtsteroidalen Antirheumatika zählen, wie etwa Acetylsalicylsäure, Diclofenac und Ibuprofen. Diese Mittel lindern einerseits den Schmerz und wirken gleichzeitig entzündungshemmend, was besonders bei aktivierten Arthrosen von Vorteil ist. Sie können aber nicht dauerhaft und schon gar nicht uneingeschränkt oft eingesetzt werden, da sie zahlreiche, zum Teil schwere Nebenwirkungen verursachen können. Sie rufen vor allem Entzündungen der Magen-Darm-Schleimhaut hervor, die zu Magengeschwüren, Magenbluten und schlimmstenfalls zum Magendurchbruch führen können. Außerdem können sie Allergien sowie asthmaartige Beschwerden auslösen, eine nichtbakterielle Blasenentzündung hervorrufen, Niere und Leber schädigen sowie den Blutdruck erhöhen.

Falls Ihnen Schmerzmittel verschrieben werden, sollten Sie die Dosis niemals eigenständig erhöhen. Halten Sie die Wirkung nicht für ausreichend, ist ein Gespräch mit Ihrem Arzt notwendig.

Bei akuten Schmerzen, z. B. bei einer aktivierten Arthrose, können die Schmerzmittel für kurze Zeit nach Bedarf dosiert werden. Bei chronischen Schmerzen hingegen sollten Schmerzmittel immer nach einem genauen Schema eingenommen werden, das Sie zusammen mit Ihrem Arzt ausarbeiten und – falls es nicht ausreichend hilft – wieder ändern müssen. Diese Maßnahme schützt Sie davor, unbemerkt immer mehr von den Mitteln einzunehmen und irgendwann eine Abhängigkeit zu entwickeln. Denn jedes Mal, wenn ein Schmerzmittel die Beschwerden lindert, empfindet Ihr Körper dies als Belohnung – von der er mehr haben möchte. Aus diesem Grund, und da die meisten dauerhaft eingenommenen Schmerzmittel Nebenwirkungen haben, sollten Sie versuchen, die Dosierung auf Dauer eher zu senken als zu erhöhen.

BEWERTUNG DER HÄUFIGSTEN BEI ARTHROSE EINGESETZTEN ANTIRHEUMATIKA

Substanzen	Einzel-dosis	höchste Dosis pro Tag	Besonderheiten	Bewer-tung
Acetylsalicylsäure (z. B. Aspirin)	*500-1000 mg*	*4000 mg*	*Mäßige Wirkung, in höheren Dosen häufig Magenbeschwerden, Magengeschwüre und -blutungen; Ohrgeräusche*	+
Diclofenac (z. B. Voltaren)	*50 mg*	*150 mg*	*Gute Wirkung, lang erprobt, aber typische Nebenwirkungen (siehe Text)*	+++
Ibuprofen (z. B. Aktren)	*400-800 mg*	*2400 mg*	*Gute Wirkung, lang erprobt, aber typische Nebenwirkungen (siehe Text)*	+++
Indometacin (z. B. Amuno)	*50 mg*	*150 mg*	*Gute Wirkung, typische Nebenwirkungen, zusätzlich Schwindel, Kopfschmerzen und Sehstörungen.*	+
Naproxen (z. B. Apranax)	*250-500 mg*	*1000 mg*	*Längere Wirkdauer, lang erprobt, gut wirksam, typische Nebenwirkungen*	+++
Rofecoxib (z. B. Vioxx)	*12,5-25 mg*	*25 mg*	*Vermutlich weniger Nebenwirkungen (siehe Marginalie*	++

Da Rofecoxib nur das Enzym Cyclooxigenase 2 hemmt, das die Produktion schmerzauslösender Stoffe fördert, nicht aber das Enzym Cyclooxigenase 1, das die Bildung von magen- und nierenschützenden Substanzen begünstigt, sollen Nebenwirkungen an Magen, Darm und Niere seltener auftreten. Allerdings ist das Mittel sehr neu und muss seine Vorzüge noch belegen.

In sehr schweren Fällen, die mit ständigen starken Schmerzen in den Gelenken einhergehen und bei denen Abhilfe z. B. durch eine Operation nicht möglich ist, sind Schmerzmittel unverzichtbar, um die Lebensqualität sicherzustellen. In diesen glücklicherweise seltenen Fällen reicht eine Behandlung allein mit den oben genannten Antirheumatika nicht aus und wäre auf Dauer auch zu riskant. Hier dürfen

OPIATE GEGEN STARKE CHRONISCHE SCHMERZEN

Unter den Patienten und auch bei vielen Ärzten besteht eine gewisse Angst vor Opiaten. Allerdings weiß man heute aus verlässlichen Untersuchungen, dass Schmerzpatienten so gut wie nie von diesen Mitteln abhängig werden und dass sich die typischen Nebenwirkungen dieser Mittel wie Übelkeit und Verstopfung durch eine gezielte Zusatzbehandlung vermeiden lassen. Daher sollte die Behandlung mit diesen wirksamen und letztlich weniger risikoreichen Mitteln jedem Menschen mit starken chronischen Schmerzen zur Verfügung gestellt werden.

Auch das Schmerzmittel Paracetamol, das nicht zu den nichtsteroidalen Antirheumatika zählt, kann bei leichten bis mittelgradigen Schmerzen sehr wirksam sein. Es reizt weniger den Magen, kann aber in höheren Dosen die Leber schädigen.

und sollten stärkere Schmerzmittel, wie z. B. Opiate, eingesetzt werden. Neben den Schmerzmitteln in Tablettenform gibt es Cremes, Gele, Salben und Pflaster, die auf die Haut aufgetragen werden. Sie enthalten meist ähnliche Wirkstoffe wie die Tabletten oder aber Substanzen, die zur Erweiterung der Blutgefäße in der Haut und damit zu einem Wärmegefühl führen. Bestechend ist an diesen Präparaten der Gedanke, man könnte den Magen-Darm-Trakt und den Blutkreislauf umgehen und die Wirkstoffe – nach kurzer Wanderung durch die Haut und die darunter liegenden Gewebe – direkt in das Gelenk bringen. Aufgrund wissenschaftlicher Untersuchungen ist dies aber wahrscheinlich nur eine Illusion, da nach Anwendung über dem betroffenen Kniegelenk die gleiche Konzentration auch in der Gelenkflüssigkeit des anderen Kniegelenkes zu finden ist. Also gelangen die

Wirkstoffe doch durch das Blut an den Ort, wo sie wirken sollen. Verglichen mit einer Einahme der gleichen Dosis kommt aber nur etwa ein Prozent der Wirkstoffe an der gewünschten Stelle an.

Knorpelschützende Medikamente

Ähnlich kritisch muss man die Anwendung von so genannten knorpelschützenden oder knorpelaufbauenden Medikamenten (Chondroprotektiva) beurteilen, die entweder eingenommen oder direkt in das betroffene Gelenk gespritzt werden. Der Theorie nach könnten einige dieser Mittel nützlich sein, tatsächlich aber sind die Firmen, die diese Mittel herstellen, den Beweis der Wirkung durch wissenschaftlich einwandfreie Studien bisher schuldig geblieben.

Lässt die Produktion von Hyaluronsäure im Gelenk nach, dann soll die Injektion von Hyaluronsäure-Präparaten zur Verbesserung der Gelenkfunktion führen. Ob sie dies tut, ist nach wie vor nicht durch eindeutige Untersuchungen gesichert. Allerdings bewirkt das Einspritzen von Hyaluronsäure – die aus Hahnenkämmen oder gentechnologisch gewonnen wird – in erkrankte Kniegelenke bei vielen Patienten eine Linderung der Schmerzen.

Hyaluronsäure wirkt bei vielen Patienten schmerzlindernd. Ob jedoch die Injektion dieses Präparats die Gelenkfunktion nachhaltig verbessert, konnte wissenschaftlich bislang nicht belegt werden.

Behandlung der Muskelverspannungen

Neben der Behandlung der Gelenke selbst können sowohl Medikamente als auch die Neuraltherapie helfen, die verspannte Muskulatur in der Umgebung von arthrotischen Gelenken zu entspannen und so vom Schmerz zu befreien. Für die medikamentöse Behandlung eignen sich muskelentspannende Mittel, die in der Regel abends eingenommen werden, da sie müde machen.

Bei der Neuraltherapie spritzt der Arzt kleine Mengen von lokal betäubenden Mitteln in die Haut, die über den Muskelverspannungen liegt, und/oder direkt in die Muskeln. Vereinfacht kann man die Wirkung folgendermaßen erklären: Aufgrund der kurzen und leichten Betäubung leiten sensible Nervenendigungen die Information

»Schmerz« nicht mehr an das Gehirn, woraufhin andere Nerven von dem Befehl befreit werden, den Körper durch Anspannung der Muskeln vor weiteren Schmerzen zu schützen.

Operationen

Es gibt operative Eingriffe, die vor einer Arthrose schützen, und andere, die bei schwerer Arthrose von Schmerzen befreien und/oder die Beweglichkeit verbessern können.

Operative Korrektur von Fehlstellungen

Bei Fehlstellung eines Gelenkes berühren sich die Gelenkflächen unter Belastung meist in einem kleineren Bereich als bei normaler Stellung. So lastet auf diesem Bereich viel größere Kraft, die zum Abbau des Knorpels und damit zur Arthrose führen kann. Um dem vorzubeugen, versucht man, die Fehlstellung operativ auszugleichen. Auch bei bereits vorhandener Arthrose kann eine Veränderung der Gelenkstellung die Berührungsfläche der beiden Knochenenden in einen gesünderen Bereich verschieben und die Belastungszone vergrößern.

Künstlicher Gelenkersatz

Wenn ein Gelenk bei fortgeschrittener Arthrose stark verformt ist, ständige, kaum zu beeinflussende Schmerzen bereitet und/oder die Beweglichkeit des Betroffenen erheblich einschränkt, dann sollte an einen künstlichen Gelenkersatz gedacht werden. Am häufigsten werden arthrotische Hüft- und Kniegelenke durch Gelenkprothesen versorgt. Da es sich hierbei um große Eingriffe handelt, müssen die Art des Vorgehens und auch die Nachbehandlung sorgfältig überlegt und geplant werden.

Bei Hüft- oder Kniegelenkprothesen werden beide Gelenkanteile durch künstliches Material ersetzt, man spricht dann von einer Totalendoprothese (TEP). Nur nach Brüchen des Schenkelhalses bei Patienten, deren Gesundheitszustand keine größere Operation erlaubt, wird lediglich der Hüftkopf durch eine Prothese ersetzt, die Gelenkpfanne des Hüftbeines aber belassen. Auch bei schmerzhaften Arthrosen im Schultergelenk wird lediglich der Gelenkkopf des Oberarmes künstlich ersetzt, da sich eine künstliche Gelenkpfanne schlecht auf Dauer verankern lässt.

Als Material bei Gelenkprothesen größerer Gelenke kommen Metall, Kunststoff und Keramik zum Einsatz, bei kleineren Gelenken, wie z. B. an den Fingern, wird auch Silikonkautschuk verwendet. Die künstlichen Gelenkanteile werden entweder mit Hilfe von so genanntem »Zement« in den Knochen verankert oder zementfrei eingeschraubt bzw. eingetrieben.

Bereits früh nach einer solchen Operation muss mit krankengymnastischen Übungen zur Kräftigung der das Gelenk umgebenden Muskulatur begonnen werden, wohingegen das neu eingepflanzte

Wenn möglich, sollte ein Gelenk nicht vor dem 50. Lebensjahr durch eine künstliche Prothese ersetzt werden, da stärkere körperliche Aktivität nicht selten zur Lockerung des Gelenkersatzes führt. Andererseits gibt es auch bei jüngeren Menschen oft keine Alternative zur Gelenkprothese, z. B. nach Unfällen oder bei schmerzhaften Arthrosen durch angeborene Fehlstellungen.

KÜNSTLICHES HÜFTGELENK

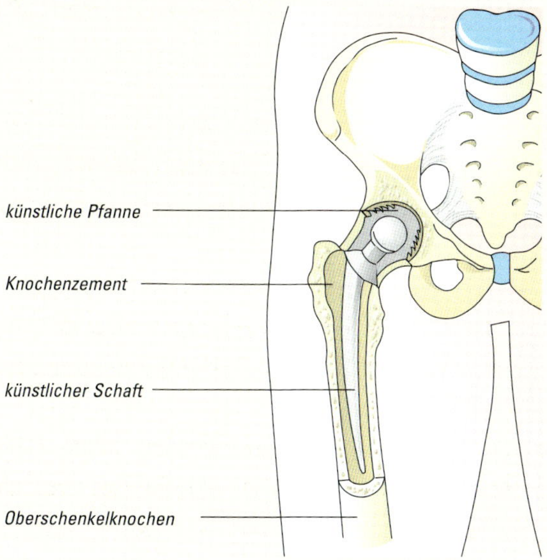

Gelenk, wenn es nicht mit Zement befestigt wurde, erst nach mehreren Wochen voll belastet werden darf. In der Zwischenzeit muss der Betroffene – unter Anleitung einer Krankengymnastin – lernen, mit Hilfe von Unterarm-Gehhilfen zu laufen und dabei das operierte Bein anfangs gar nicht und später nur gering zu belasten.

Gelenkversteifung

Eine Gelenkversteifung kann bei schmerzhafter Arthrose und ausgeprägter Bewegungseinschränkung große Erleichterung bringen. Die Versteifungsoperation (Arthrodese) befreit dauerhaft von Schmerzen und sichert eine hohe Stabilität der betroffenen Gliedmaße. Vor allem jüngere Menschen, die körperlich schwer arbeiten müssen, profitieren hiervon meist mehr als von einem künstlichen Gelenkersatz – vorausgesetzt, sie können den betroffenen Arm oder das Bein nach der Operation besser gebrauchen als vorher. Die Versteifungsoperation wird vor allem bei Hand-, Fuß- und Sprunggelenken durchgeführt.

Orthopädische Hilfsmittel

Orthopädische Hilfsmittel, von speziellen Schuhen über verschiedene Gehhilfen bis hin zu Schienen können ebenfalls Beschwerden lindern. Wem das Gehen aufgrund einer Hüft- oder Kniegelenksarthrose Schmerzen bereitet, der kann das betroffene Gelenk beim Wandern z. B. mit einem Wanderstock und im Alltag mit einem Gehstock oder einem Stockschirm entlasten. Besorgen Sie sich einen Gehstock, der genau zu Ihnen passt. Er darf nicht zu klein sein, damit Sie nicht gezwungen sind, eine Körperhälfte zu beugen, und er sollte auch nicht zu groß sein, damit Sie sich bequem darauf stützen können.

Ideal für Bergwanderungen sind Teleskopstöcke, die Sie individuell auf Ihre Körpegröße einstellen können. Sie verringern die Belastung auf das arthrotische Gelenk um bis zu 30 Prozent.

So genannte Teleskopstöcke zum Wandern können Sie nach Bedarf einstellen. Halten Sie den Stock auf der gesunden Seite, und bewegen Sie ihn mit dem kranken Bein nach vorne. Auf diese Weise übertragen Sie etwa 30 Prozent der Belastung vom arthrotischen Gelenk auf den Stock.

Orthopädische Schuhe sowie unterschiedlichste Zurichtungen an normalen Schuhen können bei verschiedenen Arthrosen im Bereich der unteren Extremitäten Beschwerden deutlich bessern und die Beweglichkeit erleichtern. Bei unterschiedlich langen Beinen wirkt bereits die Erhöhung eines Schuhes einseitiger Überbelastung entgegen.

Behandlungsmethoden der Zukunft

In der Gentechnologie versucht man, spezielle Gene in Zellen des Gelenkes einzuschleusen. Dadurch werden diese Zellen befähigt, Eiweiße herzustellen, die der Entzündung und dem Abbau von Knorpelsubstanz im Gelenk entgegenwirken.

Zur Zeit eher noch umstritten ist die Einpflanzung von eigenen Knorpelzellen in ein arthrotisch verändertes Gelenk, die zuvor aus einem relativ unbeschädigten Gelenkknorpel gewonnen und im Labor angezüchtet wurden. Zwar gibt es einige Untersuchungen, die zeigen konnten, dass diese Knorpelzelltransplantation bei einem hohen Prozentsatz der Patienten zur Linderung der Beschwerden führte. Allerdings besteht die Gefahr, dass dieser Knorpel verhärtet und die Gelenkfunktion stark beeinträchtigt. Außerdem ist bis heute nicht sichergestellt, ob sich aus den eingepflanzten Zellen tatsächlich ein gut funktionierender Knorpel bildet.

Einen weiteren Weg, der Arthrose Einhalt zu gebieten, beschreitet die Molekularbiologie. Hier arbeitet man daran, Zellen im Gelenk dazu anzuregen, Wachstumsfaktoren zu produzieren, welche die Knorpelzellen zur Teilung anregen. Dadurch sollen wieder mehr Knorpelzellen entstehen und mehr qualitativ hochwertige Knorpelsubstanz gebildet werden.

Vorbeugende Maßnahmen

Besser als jegliche Maßnahme zur Behandlung einer bereits schmerzhaften Arthrose ist die Vorbeugung: Lassen Sie es gar nicht erst so weit kommen. Obwohl der Abnutzungsprozess besonders in den großen tragenden Gelenken der Beine kaum vermeidbar ist, können Sie weitere Schäden an den Gelenken vermeiden, die möglicherweise aus einer schmerzlosen und daher unbemerkten Gelenkabnutzung eine schmerzhafte und das Wohlbefinden beeinträchtigende Arthrose machen. Wenn Sie folgende Regeln beachten, ist das zwar keine Garantie, dass Sie niemals eine Arthrose bekommen. Allerdings sollten Sie alle Möglichkeiten ausschöpfen, Ihre Gelenke so pfleglich wie möglich zu behandeln und vor Schäden zu schützen.

Die wichtigsten Maßnahmen zum Schutz der Gelenke vor Arthrose kann man wie folgt zusammenfassen: Bleiben Sie ein Leben lang beweglich und vermeiden Sie Überbelastungen. Bewegen Sie sich jeden Tag und nutzen Sie dabei die Beweglichkeit Ihres Körpers voll aus. Setzen Sie mit verschiedenen Bewegungsarten oder täglicher Gymnastik, die den ganzen Körper durchbewegt, einen Kontrapunkt zu Ihrer sitzenden Lebensweise oder einseitigen Tätigkeit. Bewegung ist die beste Art, die Gelenke ein Leben lang gesund zu erhalten. Dabei liegt die Betonung auf der Bewegung, und keineswegs auf großer Anstrengung oder hoher Belastung. Vermeiden Sie Bewegungen, die mit starker Belastung einiger Gelenke einhergehen.

Ausreichende Bewegung, die die Gelenke schont, und eine bewußte Ernährung gehören zu den wichtigsten Maßnahmen, um einer Arthrose vorzubeugen.

Ganz abgesehen davon, dass Bewegung Ihre Gelenke und Muskeln jung und gesund erhält, trainieren Sie auf diese Weise auch Herz, Kreislauf und Lunge. Bewegung hält zudem schlank und schützt vor vielen Stoffwechselkrankheiten ebenso wie vor Bluthochdruck. Außerdem hebt Bewegung die Stimmung und erhöht die Schwelle für die Schmerzwahrnehmung.

Achten Sie außerdem auf Ihr Gewicht. Dann machen Sie nicht nur eine gute Figur, sondern auch Ihre Gelenke werden es Ihnen danken, wenn sie nicht zu viele überflüssige Pfunde tragen müssen. Besonders auf den Kniegelenken, aber auch auf Hüft- und Sprunggelenken lastet Übergewicht bei jedem Schritt. Falls Sie zu viel wiegen, bauen Sie Ihr Übergewicht langsam und mit Bedacht ab, wobei Ihnen wieder die tägliche Bewegung hilft. Je mehr Sie abnehmen, desto leichter fallen Ihnen die Bewegungen, und je mehr Sie sich bewegen, desto geringer wird die Gefahr, dass Sie jemals wieder zunehmen.

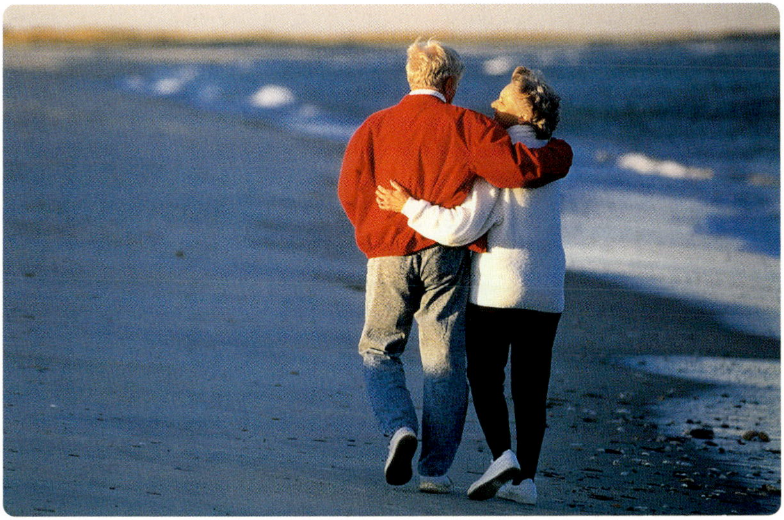

Bewegung ist die beste Methode, Ihre Gelenke ein Leben lang fit und gesund zu erhalten.

Wenn Ihre Beine nicht gleich lang sind oder Sie unter X- oder O-Beinen bzw. anderen orthopädischen Erkrankungen leiden, ziehen Sie einen orthopädisch versierten Arzt zu Rate. Warten Sie damit nicht so lange, bis bereits Überbelastungen zu Schmerzen in den Gelenken geführt haben, sondern beugen Sie Gelenkerkrankungen durch Fehl- oder Überbelastungen so früh wie möglich vor.

Nehmen Sie auch bei Ihren Kindern die Vorsorgeuntersuchungen beim Kinderarzt ernst, damit eine Fehlstellung der Hüftgelenke früh erkannt und behandelt wird. Tun Sie Gelenkschmerzen Ihrer Kinder nicht zu lange als Wachstumsschmerzen ab, sondern befragen Sie Ihren Arzt, ob sich dahinter nicht vielleicht eine Knochennekrose oder etwas Ähnliches verbergen kann, die, wird sie rechtzeitig behandelt, nicht zu einer frühen Arthrose führen muss.

Spezielle häufigsten Arthrose-formen

Nachdem Sie nun die wesentlichen Grundlagen über die allgemeinen Ursachen, die Diagnose und Behandlung von Arthrosen erfahren haben, möchten Sie sicher wissen, wie sich die Arthrose an bestimmten Gelenken, z. B. an den Fingern oder im Kniegelenk, bemerkbar macht, was Sie bei einer speziellen Arthrose selbst tun können und über welche Behandlungsmöglichkeiten Ihr Arzt verfügt. Wichtige Informationen finden Sie deshalb in folgendem Kapitel.

Behandlung der

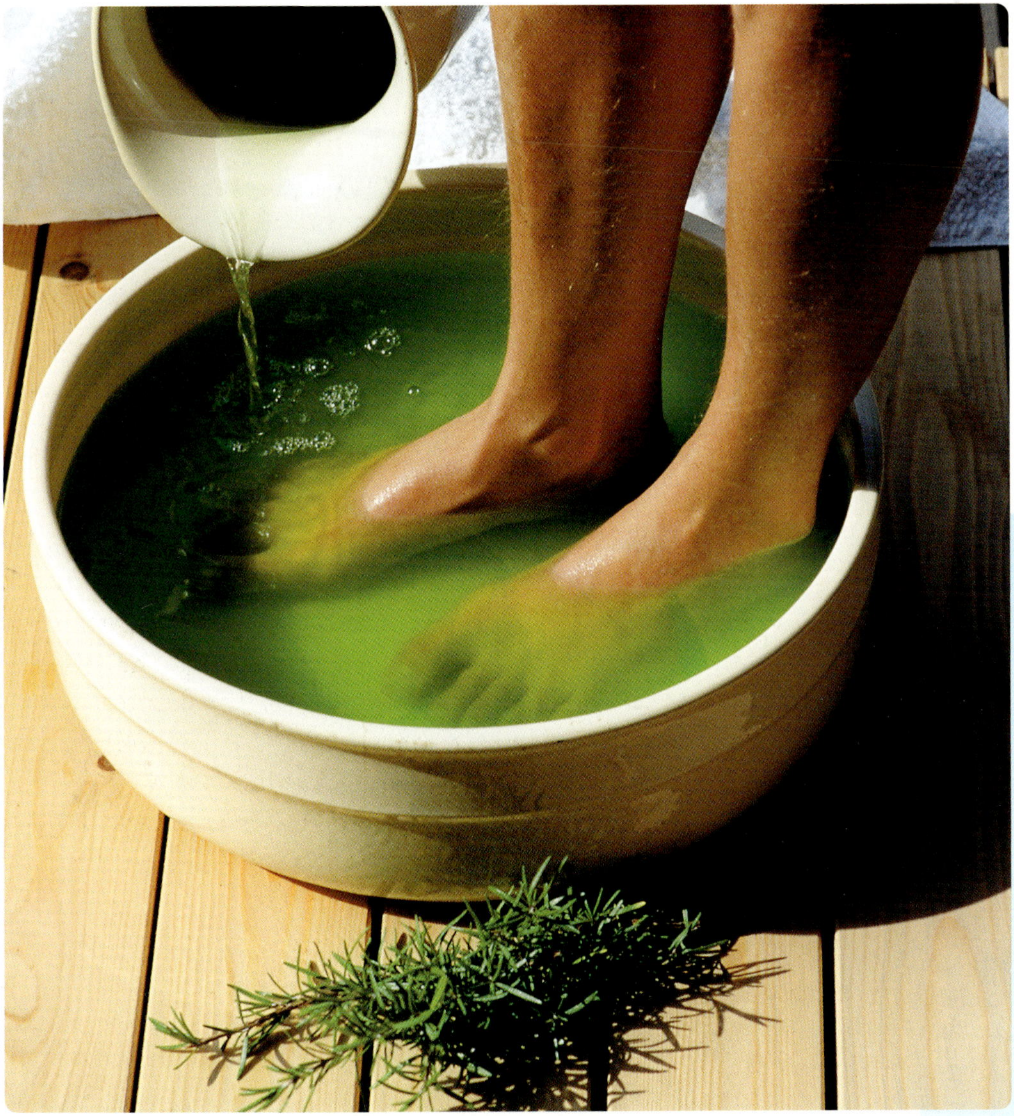

Arthrosen der Fingergelenke

Mehr als bei allen anderen Arthroseformen sind Sie bei einer Fingergelenksarthrose selbst gefordert, mit regelmäßigen Bewegungsübungen die Beweglichkeit der Finger langfristig zu erhalten.

Abnutzungserscheinungen in den Fingergelenken sind sehr weit verbreitet und führen zu Schmerzen um Verdickungen der kleinen Fingergelenke. Die Verdickungen der Fingerendgelenke nennt der Arzt Heberden-Knötchen, die der Fingermittelgelenke Bouchard-Knötchen. Neben diesen Veränderungen, die im Volksmund auch Gichtknötchen genannt werden, obwohl sie mit der Stoffwechselstörung Gicht nichts zu tun haben, ruft die Fingergelenksarthrose eine Steifigkeit der Finger hervor, die nach einiger Bewegung meist wieder verschwindet. Auch bei anstrengenden Arbeiten treten Schmerzen in den Fingern auf, die meist nach einiger Zeit nachlassen, wenn man solche Tätigkeiten vermeidet. Typischerweise lassen sich die Finger bei beiden Formen nicht völlig strecken. Nur selten führt die Arthrose der Fingergelenke zu stärkeren Behinderungen, allerdings kann sie bei feinmotorisch anspruchsvolleren Tätigkeiten stören.

Was Sie selbst tun können

Bevor Sie die Beweglichkeit der Gelenke trainieren und die Muskeln der Finger zu stärken beginnen, sollten Sie ein wärmendes Handbad machen. Dies lindert schnell den Schmerz und die Muskeln werden weicher gemacht. Bei stark schmerzhafter Arthrose genügt es, wenn Sie im warmen Wasserbad die Finger einige Male zur Faust ballen und zum Schluss einmal bis zur Schmerzgrenze strecken. Sind bereits Verformungen der Gelenke aufgetreten oder lassen sich die Gelenke nicht mehr richtig strecken, dann sollten Sie während des warmen Bades oder kurz danach die gestreckten Finger vorsichtig, aber doch so kräftig wie möglich, nach außen ziehen. Fassen Sie dabei den Finger vor dem schmerzenden Gelenk. Diese Übung kann eine geschrumpfte Gelenkkapsel wieder dehnen und die Beweglichkeit der Fingergelenke verbessern. Wenn der Grad der Beschwerden es zulässt, sollten Sie aber nach dem warmen Bad die Muskeln mit dem beiliegenden Ball oder einem anderen weichen Gegenstand trainieren. Drücken Sie den Ball mehrmals langsam zusammen, und lassen Sie anschließend wieder los. Üben Sie einige Minuten, hören Sie jedoch sofort auf, wenn die Übung Schmerzen hervorruft. Legen Sie dann den Ball aus der Hand, und strecken Sie alle Finger so weit es geht nach außen. Schütteln Sie anschließend die Hände aus.

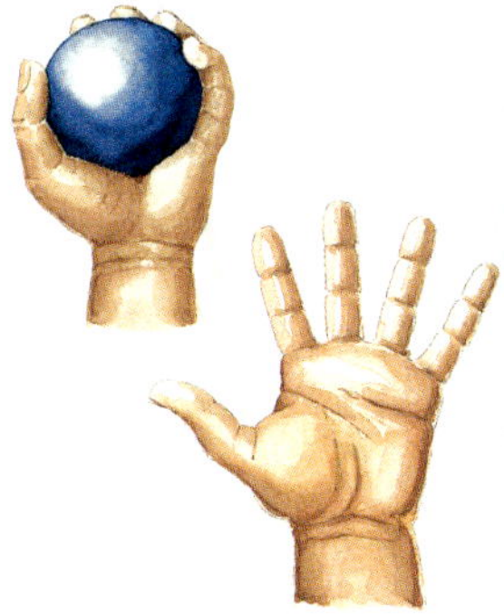

Üben Sie mindestens einmal pro Tag nach einem wärmenden Handbad, insbesondere morgens, wenn Sie mit steifen und schmerzenden Fingern aufwachen. Trainieren Sie am besten mehrmals am Tag.

TIPPS BEI ARTHROSEN DER HÄNDE

- *Schützen Sie Ihre Hände vor Kälte in jeglicher Form. Ziehen Sie im Winter dicke Handschuhe an, oder – wenn das nicht reicht – wärmen Sie Ihre Händen an kleinen »Heizöfen«, die Sie in der Manteltasche tragen.*
- *Verzichten Sie auf das Waschen von feiner Wäsche und Wollkleidung im kalten Wasser, wenn es Ihren Händen Schmerzen bereitet.*
- *Wenn Sie bei Hobbys, wie z. B. Stricken oder handwerklichen Tätigkeiten, immer wieder Ihre Fingergelenke schmerzhaft spüren, sollten Sie sich lieber eine andere Beschäftigung suchen.*
- *Vermeiden Sie das Heben und Tragen schwerer Gegenstände. Gehen Sie häufiger zum Einkaufen, oder lassen Sie sich Ihre Getränke von einem Lieferanten ins Haus bringen.*

Wie Ihr Arzt Ihnen helfen kann

Sollten all diese Maßnahmen nicht ausreichen, wird der Arzt Ihnen zusätzlich Schmerzmittel in Gel- oder Salbenform verschreiben, die Sie auf die schmerzhaften Gelenke auftragen. In einigen Fällen hilft es auch, wenn Sie für kurze Zeit Schmerzmittel einnehmen. Lassen die Schmerzen dadurch nach, können Sie ganz vorsichtig mit Bewegungsübungen (wie oben beschrieben) beginnen. Nur in Ausnahmefällen ist es notwendig, dass der Arzt durch eine Versteifung von arthrotischen Fingerendgelenken oder eventuell den

Einsatz von künstlichen Gelenken bei der Arthrose der Fingermittelgelenke für Schmerzfreiheit und den Erhalt der Beweglichkeit sorgen muss.

Arthrose des Daumensattelgelenkes

Das Daumengrund- oder -sattelgelenk ist möglicherweise das am meisten beanspruchte Gelenk des Menschen. Es ist so konstruiert, dass sich der Daumen in alle Richtungen bewegen lässt. Dadurch ist es uns möglich, Gegenstände zu greifen und festzuhalten sowie feinste Tätigkeiten mit den Händen auszuführen.

Bei einer Arthrose im Daumensattelgelenk (Rhizarthrose) treten Schmerzen in der Tiefe des Daumenballens auf, die bis in den Arm und sogar die Schulter ausstrahlen können. Zu Beginn macht sich die Arthrose im Daumengrundgelenk bei stärkeren Belastungen, wie dem Auswringen eines Lappens oder dem Einräumen von Büchern in ein Regal bemerkbar. In schweren Fällen kann jedoch bereits das Umblättern einer Buchseite oder das Aufschließen der Haustür heftige Schmerzen auslösen. Im akuten Zustand schwillt der Daumenballen an, manchmal werden auch die ganze Hand und der Arm dick, und die Hand ist aufgrund heftiger Schmerzen nicht zu gebrauchen.

Um die geschrumpfte Gelenkkapsel zu dehnen, greifen Sie mit der gesunden Hand den betroffenen gestreckten Daumen, ziehen ihn nach außen, führen ihn dann unter diesem Zug von der Hand weg und wieder in Richtung Handinnenfläche. Machen Sie diese Übung mehrmals täglich.

Was Sie selbst tun können

Hat Ihr Arzt als Ursache Ihrer Beschwerden eine Arthrose im Daumensattelgelenk diagnostiziert, dann können Sie akute Schmerzen und eine Schwellung, die häufig nach einer starken Beanspruchung auftritt, durch Kühlung lindern. Legen Sie einen mit Eisstückchen oder tiefgekühlten Erbsen gefüllten Plastikbeutel auf das Gelenk. Lassen Sie die kühlende Packung nur so lange auf dem Gelenk, wie es Ihnen angenehm ist, jedoch nicht länger als 20 Minuten. Auch ein Wickel mit Quark aus dem Kühlschrank kann helfen. Ganz einfach geht es, wenn Sie eine kalte Flasche Wasser aus dem Kühlschrank nehmen und Ihre Hände einige Minuten darum legen. Nachts haben sich Verbände mit dick aufgetragenen Gelen oder Salben bewährt, die entzündungshemmende und schmerzlindernde Mittel enthalten. Damit die Salbe auf der Hand bleibt und nicht auf die Bettwäsche gerät, sollten Sie Baumwollhandschuhe darüber ziehen. Lagern Sie den betroffenen Arm in der Nacht – gut gepolstert – etwas erhöht. Bei sehr starken Schmerzen dürfen Sie auch Medikamente nehmen, die Ihnen Ihr Arzt verschrieben hat.

TIPPS FÜR DEN HAUSHALT

Vermeiden Sie schweres Heben und Tragen genauso wie viele »einfache Handgriffe« im Haushalt, die ein arthrotisches Daumensattelgelenk übel nimmt. Hier können Sie jedoch auf vielerlei Hilfsmittel zurückgreifen, z.B. zum Öffnen von Gläsern und Flaschen, aber auch zum Schälen von Obst und Gemüse. Schwer gängige Wasserhähne sollten Sie austauschen lassen und auf einseitige handwerkliche Tätigkeiten lieber ganz verzichten.

Wie Ihr Arzt Ihnen helfen kann

Im akuten Stadium kann eine Spritze mit einer geringen Dosis Kortison ins Daumensattelgelenk rasch zu Schmerzfreiheit führen. Eine solche Kortison-Spritze ruft so gut wie nie Nebenwirkungen hervor. Treten hartnäckige Schmerzen auf, ist es notwendig, das Gelenk für kurze Zeit in einer Gipsschiene ruhig zu stellen. Diese Schiene können Sie zum Waschen abnehmen. Auch physikalische Behandlungen mit Reizstrom und Ultraschall können helfen, die Entzündung zum Stillstand zu bringen.

Bleiben die Schmerzen auch im chronischen Zustand bei bestimmten Bewegungen und Tätigkeiten weiter bestehen, kann eine so genannte Daumen-Mittelhand-Schiene das Daumensattelgelenk entlasten. Bei einer schweren chronischen Arthrose im Daumensattelgelenk, die

Expertentipp

Haben Sie keine akuten Beschwerden, spüren die Arthrose aber bei Belastungen immer wieder, dann können Sie die Schmerzen mit warmen Handbädern und anschließenden Bewegungsübungen dauerhaft lindern und die Beweglichkeit des Gelenkes verbessern.

sich durch alle anderen Maßnahmen nicht ausreichend beeinflussen lässt, wird bei jungen Menschen mit immer wiederkehrenden Entzündungen die Gelenkinnenhaut entfernt (Synovektomie). Bei Patienten in höherem Alter wird die Entfernung eines arthrotisch veränderten Handwurzelknochens oder eine Gelenkversteifung in Betracht gezogen.

Handgelenksarthrose

Eine Handgelenksarthrose ist meist Folge von Verletzungen, wie z. B. handgelenksnahen Brüchen der Speiche, die sehr häufig beim Abfangen von Stürzen auftreten. Auch Brüche der Handwurzelknochen, die schlecht ausheilen, sind häufig die Ursache für die schmerzhaften, aber glücklicherweise seltenen Handgelenksarthrosen.
Die Handgelenksarthrose bereitet anfangs nur Schmerzen, wenn man sich auf die Hände aufstützt, auch die seitlichen Bewegungen im Handgelenk sind schwierig und schmerzhaft. Diese schmerzhafte Einschränkung der Beweglichkeit macht sich zunächst nur nach starker Belastung und schwerer Arbeit bemerkbar.

Expertentipp

Gehen Sie bei dauerhaften und starken Schmerzen in einem Handgelenk immer zum Arzt. Nur er kann durch spezielle Röntgenaufnahmen herausfinden, ob z. B. ein übersehener Bruch der Handwurzelknochen dahinter steckt.

Was Sie selbst tun können

Bei leichteren Beschwerden können Sie nach einem warmen Handbad die umgebende Muskulatur lockern, indem Sie das Handgelenk einige Male in eine, dann in die entgegengesetzte Richtung kreisen. Die Muskeln, die das Handgelenk beugen, können sie kräftigen, indem Sie die Hände vor dem Brustkorb aneinander legen und mit der Kraft der Arme, weniger der Brustmuskulatur, zusammendrücken. Auch das Zusammendrücken des hier mitgelieferten Balls kräftigt die Unterarmmuskeln, die an der Bewegung des Handgelenkes beteiligt sind. Schütteln Sie die Hände nach den Übungen leicht aus.
Behandeln Sie Schmerzen, die nach einer starken Überbelastung des Gelenkes auftreten, mit Kälte, wie z. B. einem mit Eisstückchen ge-

füllten Plastikbeutel oder einem Eispack aus der Apotheke. Legen Sie eine kühlende Packung nur auf den Handrücken, nicht auf die Innenfläche des Handgelenkes, um die Durchblutung der Hand nicht zu gefährden.
Stützen Sie sich nicht auf die Hände auf, machen Sie also auch keine Liegestütze. Vermeiden Sie außerdem alle Tätigkeiten, die Ihre Handgelenke stark strecken oder beugen bzw. einseitig belasten.

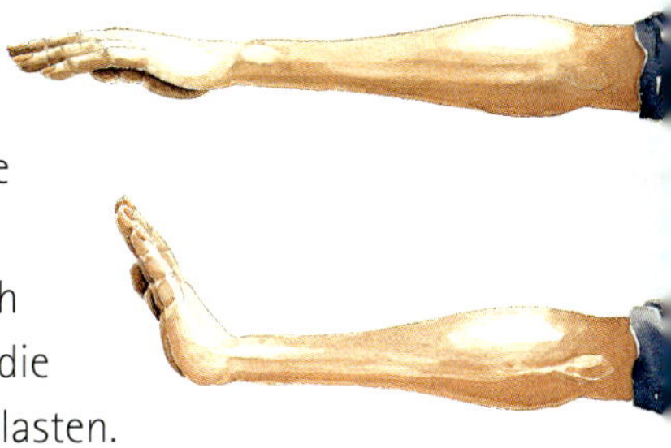

Die Streckmuskeln trainieren Sie z.B. dadurch, dass Sie die Arme nach vorne strecken und die gestreckten Hände nach oben bewegen, während die Arme nicht mit angehoben werden.

Wie Ihr Arzt Ihnen helfen kann

Eine Handgelenksbandage schützt das Handgelenk vor schmerzhaften endgradigen Bewegungen. Salbenverbände mit entzündungshemmenden und schmerzlindernden Mitteln, Kurzwellenbehandlungen, Iontophorese und in schweren Fällen eine Röntgenreizbestrahlung können die Schmerzen erleichtern. Bei starken Schmerzen und ausgeprägter Einschränkung der Beweglichkeit bleibt als letzte Möglichkeit eine operative Gelenkversteifung.
Bei aktivierter Arthrose kann die Injektion eines Kortisonpräparates ins Gelenk hilfreich sein. Auch die befristete Einnahme von schmerz- und entzündungshemmenden Präparaten und die kurzfristige Ruhigstellung des Handgelenkes in einer Schiene vermögen die Entzündung oftmals einzudämmen.

Halten Sie die Handgelenke im Winter mit einem Pulswärmer warm.

Arthrose des Ellbogengelenkes

Eine Arthrose im Ellbogengelenk entsteht in den meisten Fällen auf der Basis einer vorausgehenden Verletzung oder sehr schwerer, einseitiger Tätigkeiten, insbesondere der Arbeit an vibrierenden, rückstoßenden Maschinen wie dem Presslufthammer.
Die Arthrose des Ellbogengelenkes führt zunächst zu Einschränkungen der Bewegung, die für die Betroffenen schmerzlos sind: Der Arm kann im Ellbogen nicht mehr völlig gestreckt werden, später lässt auch die Fähigkeit nach, den Arm stark zu beugen. Außerdem ist

Viel häufiger als durch eine Ellbogengelenksarthrose werden Schmerzen im Ellbogen durch eine Reizung der Knochenhaut im Bereich der Sehnenansätze hervorgerufen, den so genannten Tennisarm oder Golfer-Ellbogen.

die Drehung des Unterarmes, durch die die Handfläche nach oben bewegt wird, eingeschränkt. Schmerzen treten dann erst bei Überlastungen des Gelenkes auf, in selteneren Fällen bleiben die Beschwerden auch in Ruhe bestehen.

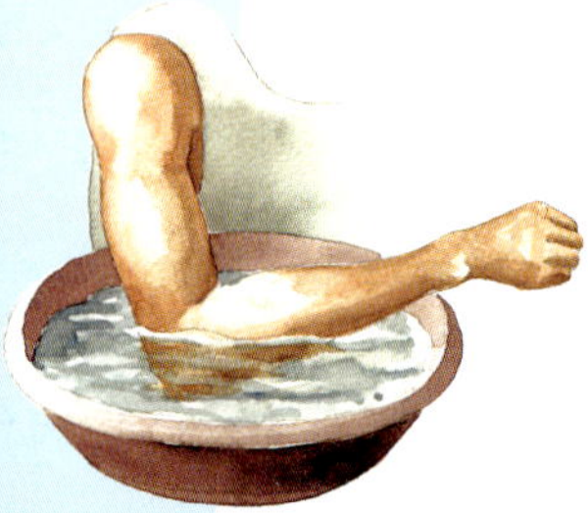

Was Sie selbst tun können

Vermeiden Sie starke Belastungen. Im chronischen Zustand hilft Wärme in Form von Ellbogenbädern, Ellbogenschonern und dem Tragen langärmeliger Pullover. Bei starker Reizung des Gelenkes ist hingegen die Anwendung von Kälte sinnvoll.
Lockern und kräftigen Sie das Gelenk und die umgebende Muskulatur, indem Sie den betroffenen Arm, der locker neben dem Körper hängt, leicht ausschütteln und ihn mehrere Male nach innen und außen drehen. Bei einer leichten Arthrose und gutem Trainingszustand können Sie die Oberarmmuskeln durch Armbeugen gegen die Wand dehnen und kräftigen, wohingegen schwere Arthrosen nur die Beugung des Unterarms gegen den Oberarm mit geschlossener Faust zulassen.

★ Expertentipp

Wenn Sie schwere Gegenstände heben und tragen müssen, halten Sie die Ellbogen dabei möglichst nah am Oberkörper.

Wie Ihr Arzt Ihnen helfen kann

Bei starken Schmerzen kann Ihr Arzt Ihnen schmerzlindernde Gele und Salben oder Schmerztabletten verschreiben, welche die Bewegungsübungen manchmal erst ermöglichen. Bei akuten Schmerzen kann die Injektion einer kleinen Dosis Kortison in das Ellbogengelenk sofort Linderung verschaffen. Operationen am Ellbogengelenk sind dagegen bisher nicht sehr erfolgversprechend.

Arthrose des Schultergelenkes

Kein anderes Gelenk des menschlichen Körpers ist derart beweglich wie das Schultergelenk. Das liegt daran, dass der kugelige Gelenkkopf des Oberarmknochens an der flachen Gelenkpfanne, die vom Schulterblatt gebildet wird, nur mit einer kleinen Fläche anliegt. Die Gelenkkapsel ist ein langer weiter Sack, der lediglich durch ein festes Band stabilisiert wird und dadurch Bewegungen in alle Richtungen zulässt. Seine Stabilität erhält dieses Gelenk vor allem durch die umgebenden Muskeln. In der Nähe des »eigentlichen« Schultergelenkes liegt das Schultereckgelenk, in dem das äußere Ende des Schlüsselbeins mit dem Schulterblatt verbunden ist. Das Schultereckgelenk wird vor allem durch Arbeiten und sportliche Aktivitäten belastet, die mit über dem Kopf gehaltenen Armen durchgeführt werden, wie z. B. Montagearbeiten oder Tennisspielen.

Das Schultergelenk ist sehr kompliziert aufgebaut und aus diesem Grund relativ anfällig für Störungen. Dabei sind weniger die knöchernen Anteile gefährdet. Vielmehr betreffen diese Störungen die Gelenkkapsel, die über das Gelenk hinweg- oder hindurchziehenden Sehnen und die umgebenden Muskeln. Die verschiedenen Veränderungen der Weichteile in der Umgebung des Schultergelenkes können starke Schmerzen verursachen und die Beweglichkeit der Schulter in empfindlichem Maße einschränken.

SCHULTERSTEIFE – SCHMERZEN IM GELENK

Die Arthrose im Schultergelenk oder im Schultereckgelenk ruft in der Regel nur mäßige Schmerzen und Einschränkungen der Beweglichkeit in der Schulter hervor, die vor allem nach stärkeren körperlichen Belastungen auftreten. Die Veränderungen in den das Schultergelenk umgebenden Weichteilen können jedoch zu einer sehr schmerzhaften akuten Schultersteife führen, wobei sich der Arm, wenn überhaupt, nur noch unter starken Schmerzen bewegen lässt. Ausgelöst wird eine solche Schultersteife oft durch eine zusätzliche Belastung, die der Betroffene meist als eher gering erachtet, z. B. schweres Tragen, Zugluft oder eine leichte Prellung durch einen Sturz.

Expertentipp

Eine akute Schultersteife muss sofort vom Orthopäden behandelt werden, damit die Beweglichkeit im Gelenk nicht auf Dauer verloren geht. Allerdings kann auch eine chronische Arthrose im Schulter(eck)gelenk einmal in eine aktive Form übergehen, die ähnliche Beschwerden wie eine akute Schultersteife verursacht.

Was Sie selbst tun können

Gehen Sie bei Schmerzen im Schultergelenk möglichst rasch zum Arzt, damit er die Ursache genau feststellen und entsprechend behandeln kann. Jede akute Entzündung im Schultergelenk muss umgehend behandelt werden, damit keine Schrumpfung der Gelenkkapsel und damit eine dauerhafte Bewegungseinschränkung aus der Entzündung resultiert. Auch bei starken Schmerzen müssen Sie – zusätzlich zu den ärztlichen Behandlungsmaßnahmen – das Gelenk jeden Tag bewegen. Schonen Sie das Gelenk auf keinen Fall! Wenn Sie die Schmerzen unter der Bewegung nicht ertragen, nehmen Sie vorher ein Schmerzmittel, das Sie von Ihrem Arzt bekommen haben. Sprechen Sie mit ihm oder Ihrer Krankengymnastin die Bewegungen ab, die für Sie persönlich am besten geeignet sind.

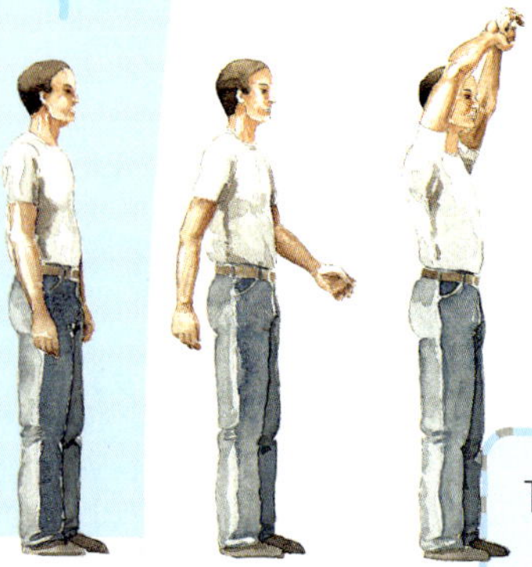

a) Schütteln Sie die seitlich locker herabhängenden Arme zunächst ganz leicht aus.
b) Dann lassen Sie die Arme leicht nach vorn und hinten pendeln.
(c) Können Sie den betroffenen Arm nicht anheben, nehmen Sie ihn mit der gesunden Hand am Handgelenk und führen beide Arme nach vorne bis über den Kopf.

TIPPS BEI SCHULTERGELENKSARTHROSE

- *Bei leichteren Schmerzen strecken Sie die Arme auf Schulterhöhe zur Seite und beschreiben mit den Armen im Schultergelenk kleine Kreise nach hinten und danach umgekehrt nach vorne.*
- *Neben der aktiven Bewegung, die immer an erster Stelle steht, können Sie die Beschwerden einer aktivierten Schulterarthrose auch durch Kühlung lindern, während die Schmerzen bei einer chronischen Arthrose gut auf Wärme ansprechen.*
- *Vermeiden Sie es, schwere Dinge zu tragen, arbeiten Sie nicht zu lange mit über den Kopf angehobenen Armen. Wenn Sie einen Beruf ausüben, bei dem Überkopfarbeiten einen großen Teil der Tätigkeit ausmachen, wie es z. B. bei einigen Monteuren und KFZ-Mechanikern der Fall ist, sollten Sie in Ihrer Firma möglichst an einen anderen Arbeitsplatz versetzt oder, falls dies nicht möglich ist, umgeschult werden.*

Wie Ihr Arzt Ihnen helfen kann

Bei einer akuten Schultersteife kann nur der Arzt weiterhelfen. Die starken Schmerzen lassen sich meist durch Einspritzen eines lokalen Betäubungsmittels und geringer Mengen Kortison bessern. Das Gelenk muss durch krankengymnastische Übungen vor einer Einsteifung geschützt werden, was oft nur mit Schmerzmitteln möglich ist. Auch eine Ultraschallbehandlung und verschiedene elektromedizinische Verfahren können die Schmerzen lindern. Ein Gelenkersatz oder eine Gelenkversteifung kommen nur bei hochgradiger Arthrose im Schultergelenk in Frage, die glücklicherweise sehr selten ist. Auch verschiedene Eingriffe an verletzten Sehnen oder die operative Erweiterung des durch Verkalkungen und andere Veränderungen eng und unbeweglich gewordenen Gelenkes können rasche Hilfe bringen.

Nur in äußerst seltenen Fällen muss bei einer Schultergelenksarthrose auf einen Gelenkersatz oder eine Gelenkversteifung zurückgegriffen werden.

Arthrose der Zehengelenke

Bei jedem Schritt werden die Zehengelenke, insbesondere die Grundgelenke der großen Zehen, belastet. Starke Beanspruchung kann daher im Großzehengrundgelenk zur Abnutzung und schließlich zu einer schmerzhaften Steifheit in der Großzehe führen. Neben übermäßiger Belastung tragen auch enge Schuhe mit hohen Absätzen sowie kleinere Verletzungen, wie sie häufig bei Fußballspielern vorkommen, zur Entwicklung einer Großzehengrundgelenksarthrose bei.
Anfangs macht sich eine Arthrose im Großzehengrundgelenk vor allem beim Treppensteigen, Bergaufgehen und im Zehenstand schmerzhaft bemerkbar. Bei fortgeschrittenen arthrotischen Veränderungen im Großzehengrundgelenk lässt sich der Zeh in seinem Grundgelenk kaum mehr bewegen. Der Fuß kann nun beim Gehen nicht mehr über den Fußballen und die Großzehe abgerollt werden, sondern nur noch über den äußeren Fußrand. Durch diese Verlagerung der Belastung kann sich der Schmerz von der Großzehe auf den ganzen Fuß, das Schienbein und sogar bis in die Hüfte ausbreiten.

Was Sie selbst tun können

Einer Großzehengrundgelenksarthrose können Sie am besten vorbeugen, indem Sie weite und bequeme Schuhe tragen. Verzichten Sie auf modische spitze Schuhe mit hohem Absatz. Laufen Sie, wenn Sie zu Hause sind, möglichst barfuß, oder tragen Sie hier statt weicher Pantoffeln Gesundheitsschuhe mit Fußbett.

Wenn Sie bercits eine schmerzhafte Bewegungseinschränkung im Gelenk der Großzehe oder in anderen Fußzehen bemerken, dann sollten Sie Ihre Füße täglich in warmem Wasser baden. Nach dem Abtrocknen nehmen Sie die betroffene(n) Zehe(n) in die Hand und ziehen sie vom Körper weg in die Länge. Bewegen Sie die lang gezogene Zehe dann, so weit es der Schmerz zulässt, nach oben und unten. Durch diese Bewegung können Sie die geschrumpfte Gelenkkapsel wieder etwas dehnen und die Beweglichkeit erhöhen.

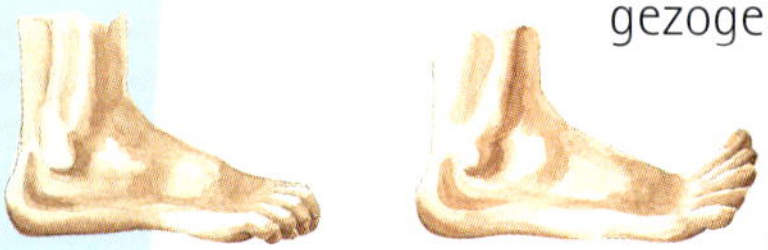

Bewegen Sie die Zehen aktiv, indem Sie sie einkrallen und anschließend wieder strecken.

Wie Ihr Arzt Ihnen helfen kann

In leichten Fällen kann bereits eine Einlage hilfreich sein, die das Quergewölbe des Fußes etwas anhebt und so die Köpfchen der Mittelfußknochen entlastet. Manchmal verbindet man diese Einlage mit einer starren Verlängerung, die bis unter die Großzehe reicht, um das Großzehengrundgelenk beim Abrollen während des Gehens zu entlasten. Reicht dies nicht aus, kann man unter einem normalen, bequemen Schuh ein Stück vor dem Großzehengrundgelenk eine so genannte Ballenrolle anbringen. Über diese Ballenrolle kann der Fuß beim Gehen abrollen, ohne dass das Großzehengrundgelenk stark gebeugt werden muss.

Verzichten Sie bei einer Zehengrundgelenksarthrose auf Gewaltmärsche!

Nur wenn all diese Maßnahmen keine Hilfe bringen, kann ein operativer Eingriff in Betracht gezogen werden, der zur besseren Beweglichkeit der Großzehe führt. Bei der Operation nach Keller-Brandes wird ein Teil des ersten Gliedes der Zehe entfernt, wodurch die Zehe kürzer wird, was nicht unbedingt schön aussieht. Bei jungen

Menschen mit einer anlagebedingten Arthrose im Großzehengrundgelenk, die große Schmerzen verursacht, wird man die Versteifung dieses Gelenkes vorziehen.

Arthrosen in Mittelfuß, Fußwurzel und unterem Sprunggelenk

Besonders, wenn das Fußgewölbe unter der Last des Körpers nachgegeben hat und Senk- und Spreizfüßen gewichen ist, bildet sich zwischen Mittelfußknochen und Fußwurzelknochen häufig eine recht schmerzhafte Arthrose aus. Dabei lagert sich bisweilen an die arthrotischen Gelenke im Mittelfußbereich Knochensubstanz an, die als so genannter Fußrückenhöcker sichtbar und bei Druck durch den Schuh auch schmerzhaft fühlbar wird.
Eine Arthrose zwischen den einzelnen Fußwurzelknochen, die auch das untere Sprunggelenk bilden, entsteht meist in der Folge eines Knochenbruches. Anfangs treten Schmerzen vor allem bei seitlichen Fußbewegungen auf, wie z. B. beim Gehen in unebenem Gelände

Was Sie selbst tun können

Abnutzungserscheinungen im Bereich des Mittelfußes und der Fußwurzel können Sie am besten vorbeugen, indem Sie bequeme, weite Schuhe aus elastischem Material und mit ausgearbeitetem Fußbett tragen. Gehen Sie möglichst oft barfuß. Machen Sie jeden Abend, nachdem Sie viel gelaufen sind, ein warmes Fußbad. Drehen Sie Ihre Füße in alle Richtungen, nutzen Sie alle möglichen Bewegungen aus. Bei starken Beschwerden helfen kühle Umschläge besser als ein warmes Fußbad. Manchmal sorgt eine straff um den Fuß gewickelte Binde für mehr Halt. Eine aktivierte Arthrose sollten Sie mit Eisauflagen behandeln und nachts einen kühlenden Gel- oder Pastenverband anlegen. Vielfach ist die kurzfristige Einnahme schmerz- und entzündungshemmender Tabletten unumgänglich.

Die Arthrosen im Mittelfuß, in der Fußwurzel und im unteren Sprunggelenk können sehr schmerzhaft sein und jeden Schritt zur Qual werden lassen.

Wie der Arzt Ihnen helfen kann

Bei einer Arthrose im Mittelfußbereich und/oder Senk-Spreiz-Füßen, wird der Arzt Ihnen zunächst Einlagen verschreiben. Tragen Sie diese Einlagen anfangs nur wenige Stunden am Tag, und steigern Sie diese Zeit langsam, bis Sie sich daran gewöhnt haben. Wenn Ihnen die Einlagen Beschwerden bereiten, gehen Sie noch einmal zu Ihrem Arzt oder Ihrem Orthopädieschuhmacher, der die Einlagen so lange umarbeitet, bis sie passen. Zusätzlich kann eine Abrollrampe, die außen an Ihrer Schuhsohle kurz hinter dem Fußballen angebracht wird, das Gehen erleichtern. In manchen Fällen muss der Fuß dauerhaft durch einen exakt angepassten orthopädischen Schuh entlastet werden.

Bei einem akuten Reizzustand kann auch die Entlastung der Bewegung durch einen Zinkleim- oder Tapeverband die Schmerzen lindern. In schweren Fällen muss ein genau angepasster Gehgips Ihren entzündeten Fuß entlasten und die aktivierte Arthrose wieder zur Ruhe bringen.

Expertentipp

Eine Versteifungsoperation im unteren Sprunggelenk kann in schweren Fällen zur Beschwerdefreiheit führen. Danach muss das Gelenk mehrere Wochen ruhig gestellt werden. Es darf frühestens nach zwölf Wochen wieder voll belastet werden.

Arthrose im oberen Sprunggelenk

Das obere Sprunggelenk ermöglicht das Heben und Senken des Fußes und wird naturgemäß ein Leben lang stark belastet. Hinzu kommt, dass dieses Gelenk sehr anfällig für Verletzungen ist: Häufig knickt der Fuß um, was nicht nur schmerzhaft ist, sondern auch eine Dehnung der Gelenkkapsel und der Bänder nach sich zieht. Dabei ist eine Quetschung der Knorpel im Gelenk möglich, und es können sogar kleine Knochenteile abgesprengt werden. Trotz ihrer Häufigkeit führt die Arthrose im oberen Sprunggelenk glücklicherweise nur selten zu einer ausgeprägten Bewegungseinschränkung. Anfangs bereitet diese Arthrose nach längerem Gehen und Stehen vor allen in den Knöcheln Schmerzen. Oft bemerkt der Betroffene die Arthrose erst im fortgeschrittenen Stadium, wenn das Gelenk beim Treppensteigen oder in der Hocke Schmerzen verursacht.

Was Sie selbst tun können

Bei Arthrosen im Sprunggelenk sollten Sie die Füße mehrmals am Tag für einige Minuten beugen und strecken. Dies können Sie im Sitzen oder im Stehen tun. Lassen Sie den Fuß anschließend für einige Minuten in eine und dann in die andere Richtung kreisen. Schütteln Sie das Bein nach der Übung locker aus.

Bei bereits eingeschränkter Beweglichkeit im oberen Sprunggelenk legen Sie sich mit ausgestreckten, aber im Knie leicht gebeugten Beinen auf den Boden. Nehmen Sie ein elastisches Band, legen sie es um einen Fuß, und halten Sie die Enden in beiden Händen. Ziehen Sie dann mit dem Band den Fuß so weit wie möglich zu sich heran. Anschließend versuchen Sie, gegen den Widerstand des Bandes den Fuß wieder nach unten zu beugen.

Bei einer aktivierten Arthrose, die von heftigen Schmerzen, Rötung und Schwellung begleitet ist, kühlen Sie das betroffene Gelenk mit einem in ein Tuch gewickelten Eisbeutel, einem Quarkwickel oder einem Alkoholumschlag. Auch Umschläge mit entzündungshemmenden und schmerzlindernden Gelen und Pasten können in diesem Fall hilfreich sein. Oft müssen solche Medikamente ein paar Tage angewendet werden, um die Entzündung rasch zum Abklingen zu bringen.

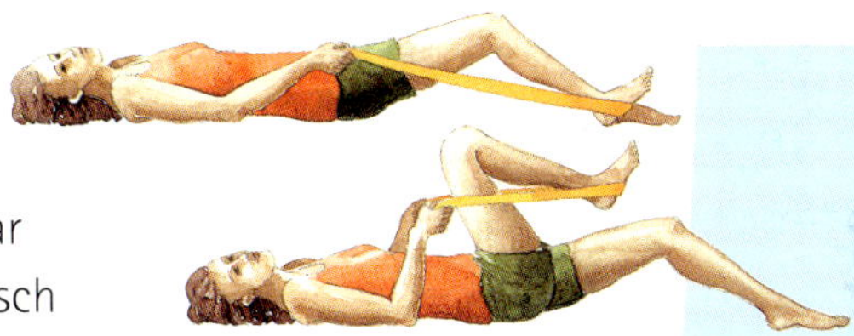

Expertentipp

Ein durch vorangehende Verletzungen und Verstauchungen »instabil« gewordenes oberes Sprunggelenk sollten Sie bei größeren Belastungen durch Knöchelstützsöckchen oder bis über die Knöchel reichende Schuhe stützen.

Wie Ihr Arzt Ihnen helfen kann

Bei der aktivierten Arthrose kann Ihnen der Arzt durch einen Zinkleim- oder Tapeverband Linderung verschaffen. Hartnäckige Schmerzen lassen sich durch eine Spritze mit einer geringen Menge Kortison umgehend vertreiben. In einigen Fällen kann auch ein gepufferter Absatz oder eine steife Sohle mit Abrollrampe zur Besserung der Schmerzen beitragen. Nur selten wird in fortgeschrittenen Stadien eine Gelenkversteifung zur Linderung der Schmerzen im Sprunggelenk durchgeführt.

Meiden Sie Überlastungen, normalisieren Sie Ihr Gewicht, wenn Sie zu viel wiegen, und verzichten Sie möglichst auf Sportarten, bei denen das Sprunggelenk häufig verletzt wird, wie z. B. Fußball.

Kniegelenksarthrose

Auch schon im Anfangsstadium kann eine Kniegelenksarthrose – meist ausgelöst durch eine übermäßige Belastung – vom ruhenden in einen aktivierten, entzündeten Zustand übergehen. Dabei bildet sich ein Erguss im Knie, der das Knie anschwellen lässt, und der Patient hat bereits in Ruhe starke Schmerzen, die ihm das Gehen fast unmöglich machen.

Um sowohl Stabilität als auch die größtmögliche Beweglichkeit zu sichern, ist das Kniegelenk sehr komplex aufgebaut. Die Beugung des Knies erfolgt über das eigentliche Kniegelenk, das von den beiden Gelenkrollen des Oberschenkelknochens und den Mulden des Schienbeinkopfes gebildet wird. Die Last, die auf diesem Gelenk liegt, wird durch zwei halbmondförmige Bindegewebsscheiben gepuffert, den so genannten Menisken.

Daneben gibt es am Knie ein weiteres Gelenk zwischen der Oberseite der Oberschenkelrollen und der Rückseite der Kniescheibe, die in die Sehne des großen Schenkelstreckers eingelassen ist und die Kraft dieses Muskels auf den Unterschenkel überträgt. Das Gelenk wird durch Seitenbänder und im Inneren durch die Kreuzbänder stabilisiert. Aber auch die Muskeln, die am Kniegelenk ansetzen oder über das Gelenk hinwegziehen, tragen zu seiner Stabilität bei, woraus bereits deutlich wird, wie bedeutsam eine gut trainierte Muskulatur für die Funktion des Kniegelenkes ist.

Anfangs äußern sich Abnutzungserscheinungen in den Knien vor allem bei starker Beanspruchung, z. B. bei längerem Knien, in der Hocke oder beim Bergabgehen auf Wanderungen. Später kommen morgendliche Steifigkeit und Schmerzen hinzu. Dabei kann das Knie erst nach einigen Schritten wieder ganz gestreckt werden. Wenn die arthrotischen Veränderungen zunehmen, treten Schmerzen immer häufiger auf, z. B. bei längerem Gehen und Stehen und nach dem Heben und Tragen von schweren Gegenständen.

Schließlich können die Schmerzen auch in Ruhe bestehen bleiben und den Schlaf stören. Die Schmerzen strahlen häufig in den Ober- und/oder Unterschenkel aus. In späten Krankheitsstadien ist die Beweglichkeit im Knie stark eingeschränkt, die Knie wirken verbreitert, die Muskeln dagegen sind schwach und schmächtig, und der Betroffene kann keine längeren Strecken mehr gehen.

Was Sie selbst tun können

Überanspruchen Sie Ihre Kniegelenke nicht durch zu viel Gewicht. Wenn Sie zu viel wiegen, nehmen Sie langsam und auf vernünftige Weise ab, und halten Sie das Gewicht stabil (siehe Seite 71 bis 75). Wenn Sie lange sitzen müssen, stützen Sie Ihre Füße auf eine schräge Fußbank, auf der die Füße in einem rechten Winkel zu den Unterschenkeln aufliegen. Halten Sie die Knie im Sitzen nur in einem Winkel von mindestens 90° gebeugt. Strecken Sie Ihre Knie auch im Sitzen immer wieder einige Male durch. Planen Sie während Ihres Arbeitstages mehr Bewegung ein. Stehen z. B. bei jedem Telefonat auf. Wechseln Sie öfter die Arbeitspositionen vom Bürostuhl über einen Pezziball zum Stehpult.
Radfahren ist bei Kniegelenksarthrose besonders günstig, weil es die Bewegung der Knie unter weitgehender Entlastung ermöglicht. Stellen Sie den Sattel so ein, dass Sie mit Ihren Fersen bei gestreckten Beinen die Pedale gut erreichen. Fahren Sie möglichst täglich, nicht zu schnell und keine zu anstrengenden Strecken. Im Winter und bei schlechtem Wetter lohnt es sich, dieses Training auf einem Standfahrrad zu Hause fortzuführen.
Wenn Ihnen dies alles zu aufwendig erscheint, dann fahren Sie einige Minuten täglich »trocken« Rad, indem Sie die Bewegung auf dem Rücken liegend ausführen. Kehren Sie dabei die Richtung mehrmals um, und radeln Sie auch im Liegen um gedachte Kurven, sodass Ihre Beine in der Hüfte ab und zu mehr nach rechts und nach links beugen.
Halten Sie Ihre Knie immer warm. Bedecken Sie sie mit einem Rock, tragen Sie lange Unterhosen oder Strumpfhosen, schaffen Sie sich Kniewärmer aus Wolle oder Angora an. Wärmend und stützend wirken Kniebandagen, die es in verschiedenen Ausfertigungen gibt. Bei fortgeschrittener Arthrose entlasten Sie das (stärker) betroffene Knie durch einen Gehstock, den Sie auf der gesunden Seite halten.

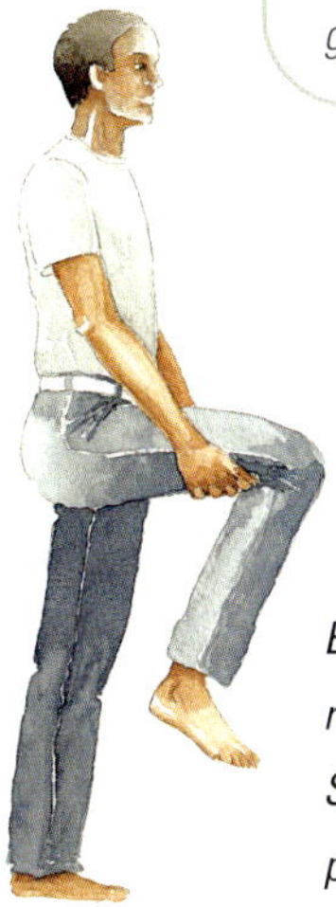

Expertentipp

Wenn Sie häufig und lange Auto fahren müssen, dann legen Sie alle zwei Stunden eine Pause ein, in der Sie sich »die Beine vertreten«. Bewegen Sie Ihre Knie immer erst durch, bevor Sie nach längerem Sitzen aufstehen.

Bei starken Schmerzen reicht es aus, wenn Sie die Kniegelenke pendeln lassen. Das können Sie im Stehen tun, indem Sie jeweils ein Bein in der Hüfte beugen, den Oberschenkel mit beiden Händen festhalten und dann im Knie locker pendeln lassen. Wenn Sie sich dabei zu »wackelig« fühlen, setzen Sie sich auf einen Tisch.

TIPPS BEI KNIEGELENKSARTHROSE

- *Benutzen Sie Einkaufstaschen und Koffer auf Rollen.*
- *Polstern Sie Ihre Knie durch Knieschützer, wenn sich Arbeiten im Knien nicht ganz vermeiden lassen.*
- *Bei einer fortgeschrittenen Arthrose in den Kniegelenken sollten Sie häufiges Treppensteigen, Bergwanderungen und sämtliche sportliche Betätigungen einschränken, die Ihre Knie stark belasten. Dazu gehören tiefe Kniebeugen und häufige Sprünge genauso wie Fußball, Squash, Hallentennis, Volleyball, Handball, viele andere Hallensportarten, alpines Skifahren, aber auch übertriebenes Langlaufen.*

Expertentipp

Den Arzt sollten Sie auch so früh wie möglich aufsuchen, wenn Sie unter O- oder X-Beinen bzw. anderen Fehlstellungen der Beine leiden. Mit einer Umstellungs-Operation kann er die Beschwerden möglicherweise deutlich verbessern und das Fortschreiten der Abnutzungserscheinungen aufhalten.

Kühlen Sie eine akute Kniegelenksarthrose mit Eisbeuteln, Alkoholumschlägen oder kalten Schlammpackungen. Bei starken Schmerzen können auch schmerz- und entzündungslindernde Medikamente – über einen kurzen Zeitraum eingenommen – sehr hilfreich sein. Sobald eine entzündete Kniegelenksarhtrose von einem Erguss begleitet wird, sollten Sie zum Arzt gehen, damit er den Erguss mit einer Spritze abzieht und eventuell gleich anschließend eine kleine Menge Kortison in das Gelenk spritzt, um Sie von den Schmerzen zu befreien.

Wie Ihr Arzt Ihnen helfen kann

Einen größeren Erguss wird der Arzt in den meisten Fällen mit einer Spritze abziehen und anschließend eine kleine Menge eines entzündungshemmenden Kortisonpräparates in das Knie spritzen. Damit der Erguss nach der Punktion nicht wieder nachläuft, legt der Arzt häufig einen straff sitzenden Druckverband an. Außerdem wird er kurzfristig schmerz- und entzündungslindernde Medikamente verordnen. Wenn der Erguss sich trotz all dieser Maßnahmen nicht zurückbilden will, wird der Arzt Ihnen vermutlich zu einer Gelenkspiegelung (Arthroskopie) raten, bei der er das Gelenk betrachten, es spülen und

gleichzeitig raue Knorpelanteile glätten, Verletzungen der Menisken nähen, angebaute Knochenwülste und frei im Gelenk treibende Knorpel- und/oder Knochenfragmente entfernen kann.
Reichen alle diese Maßnahmen nicht aus, wird der Arzt zusammen mit dem Patienten überlegen, ob die Zeit für einen operativen Eingriff gekommen ist. Während eine Umstellungs-Operation bei O- oder X-Beinen so früh wie möglich durchgeführt werden sollte, wird man die Einpflanzung eines künstlichen Gelenkes so spät wie möglich planen.

Expertentipp

Bei einer ruhenden Arthrose, die nur bei größeren Belastungen Beschwerden bereitet, kann bereits ein unter dem Absatz angebrachter Puffer oder eine dicke Gummisohle Erleichterung herbeiführen.

Hüftgelenksarthrose

Nur etwa ein Drittel aller Hüftgelenksarthrosen beruht auf einer altersbedingten Abnutzung, zwei Drittel sind so genannte sekundäre Arthrosen, deren Entstehung durch eine frühere Hüftgelenkserkrankung (siehe Seite 17) begünstigt wurde.
Anfangs bereitet eine Hüftgelenksarthrose vor allem nach längeren Ruhephasen Beschwerden, z. B. beim Aufstehen aus dem Bett, nach langem Sitzen und beim Aussteigen aus dem Auto nach einer längeren Fahrt. Im weiteren Verlauf treten die Beschwerden dann auch nach längerer Belastung auf, z.B. nach einem Ausflug in die Berge. Schließlich bleiben die Schmerzen zunehmend auch in Ruhe und in der Nacht bestehen. Außerdem nimmt die Beweglichkeit in der Hüfte ab, wobei das Bein sich zunächst nicht mehr stark nach außen und innen drehen und abspreizen lässt. Durch die Bewegungseinschränkung schrumpft die Gelenkkapsel, was den betroffenen Menschen in eine leicht nach vorne gebeugte Haltung beim Gehen zwingt. Auch Schonhinken kommt vor.

Bei der Hüftgelenksarthrose sind die Schmerzen nicht immer auf die Hüfte, die Leiste oder den seitlichen Oberschenkelknochen beschränkt. Sie strahlen manchmal in die Knie aus oder werden vor allem im Oberschenkel bzw. im Lendenbereich verspürt.

Was Sie selbst tun können

Normalisieren Sie Ihr Gewicht, wenn Sie zu viel wiegen, und sorgen Sie dafür, dass Sie nicht zunehmen. Das Prinzip »Bewegung bei wenig Belastung« ist bei der Hüftgelenksarthrose besonders ernst zu nehmen. So sollten Sie auch bei der Hüftgelenksarthrose die Vorzüge des Fahrrads nutzen und häufig Schwimmen gehen – vor allem in warmem Wasser.

Wichtig ist, dass Sie bei der noch nicht zu weit fortgeschrittenen Hüftgelenksarthrose das Gelenk immer wieder dehnen, um einer Schrumpfung der Gelenkkapsel entgegen zu wirken:

- Halten Sie sich an der Wand fest, und lassen im Stehen das Bein in der Hüfte vor und zurück pendeln, beschreiben Sie dann mit diesem Bein vor Ihrem Körper eine 8.
- Wenn es Ihnen keine Beschwerden bereitet, legen Sie sich auf den Rücken, beugen ein Bein in Knie und Hüfte, umfassen es am Schienbein, und ziehen es sanft gegen die Brust. Lassen Sie das andere Bein dabei gebeugt am Boden stehen.

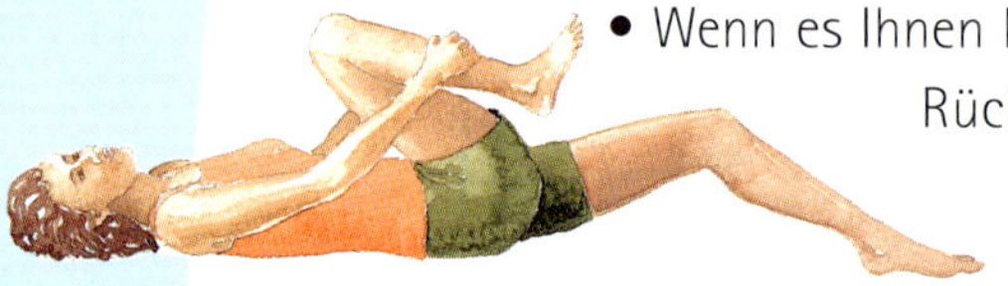

- Üben Sie niemals nur die kranke Seite, denn Sie müssen auch die gesunde stärken und dehnen, da sie vermehrt belastet wird.

Wie der Arzt Ihnen helfen kann

Bei starken Beschwerden beim Gehen nehmen Sie einen Stock zu Hilfe, den Sie auf der gesunden Seite halten.

Da sich bei einer fortschreitenden Hüftgelenksarthrose Schmerzen nicht ganz vermeiden lassen, wird der Arzt Ihnen vermutlich Schmerzmittel verschreiben, die Sie regelmäßig, am besten nach einem festen Schema, einnehmen sollten (siehe auch Seite 25 und 30 bis 33). Nehmen Sie nicht einfach höhere Dosen von diesen Mitteln, wenn sie die Schmerzen nicht ausreichend lindern, sondern besprechen Sie dieses Problem sofort mit Ihrem Arzt. Er kann Ihnen mit der Umstellung auf eine andere Behandlung besser helfen.

Zusätzlich können die Beschwerden durch physikalische Behandlungen, wie beispielsweise Fango, Kurzwelle, Stanger-Bäder gelindert werden. Schmerzen an den Ansatzstellen von Sehnen lassen sich durch Spritzen von lokalen Betäubungsmitteln bessern.

Sind alle diese Mittel ausgeschöpft und Schmerzen sowie Bewegungseinschränkung schreiten weiter fort, dann wird der Arzt eine

TIPPS BEI HÜFTGELENKSARTHROSE

- *Wenn Ihnen das An- und Ausziehen von Strümpfen und Schuhen Probleme bereitet, besorgen Sie sich in einem medizinischen Fachgeschäft entsprechende Anziehhilfen.*
- *Ersetzen Sie tiefe Sofas und Sessel durch höhere, aus denen Sie leichter aufstehen können. Auch das Sitzen auf einem Keilkissen kann günstig sein. Ebenso stellt die Erhöhung des Toilettensitzes eine Erleichterung in fortgeschritteneren Fällen dar.*
- *Halten Sie Ihre Hüftgelenke warm, ziehen Sie im Winter und bei feuchter Luft warme Unterhosen mit Beinansatz an.*
- *Baden Sie häufig – besonders nach größeren Anstrengungen – in warmem Wasser.*
- *Wenn Sie viel stehen müssen, besorgen Sie sich eine so genannte Stehhilfe, die einem Barhocker ähnlich ist.*
- *Auch Sportarten, bei denen Sie viel laufen oder springen müssen, alpines Skifahren sowie alle Hallensportarten wirken sich ungünstig auf eine Hüftgelenksarthrose aus.*

Ein künstliches Gelenk darf nicht so stark belastet werden wie ein natürliches Gelenk, denn es kann sich nicht wie ein gesunder Knochen der jeweiligen Belastung anpassen.

Operation vorschlagen. Dabei können die Beschwerden in einigen Fällen durch eine Umstellungs-Operation dauerhaft gelindert werden, wenn nur ein Teil des Gelenkes stark geschädigt ist und durch die Operation ein gut erhaltener Gelenkteil ins Gelenk hineingedreht wird. Ist dies nicht möglich, wird das Gelenk durch eine künstliche Gelenkprothese ersetzt. Jüngere und rüstigere Patienten werden bevorzugt mit einer zementfreien Gelenkprothese versorgt, da sie die mehrwöchige Schonung der operierten Hüfte besser wegstecken. Dabei kommt ihnen der Vorteil zugute, dass dieses Gelenk vermutlich länger hält und bei Komplikationen besser ausgewechselt werden kann. Älteren Menschen und Patienten mit begleitender Osteoporose, einer Verminderung der Knochensubstanz, wird das Kunstgelenk eher einzementiert, da es sofort nach der Operation belastet werden kann.

Expertentipp

Ein Pufferabsatz oder spezielle Gummisohlen an den Schuhen können harte Stöße und das Gehen auf unebenem Boden abfedern. Bei einer Beinlängendifferenz von mehr als einem Zentimeter kann auch eine erhöhte Sohle nützlich sein.

Selbsthilfe bei Arthrose

Neben den vielen Behandlungsmöglichkeiten durch Arzt, Physiotherapeuten, Krankengymnasten, Ernährungsberater und viele mehr können und müssen Sie selbst daran arbeiten, einer Arthrose vorzubeugen, die Beschwerden einer bestehenden Arthrose zu lindern und das Fortschreiten der Krankheit zu verlangsamen.
Die wichtigsten Dinge, die Sie brauchen, um trotz Arthrose ein erfülltes Leben führen zu können, sind regelmäßige Bewegung, ein normales Körpergewicht, eine aktive akzeptierende Einstellung der Krankheit gegenüber und viel Spaß an jedem neuen Tag.

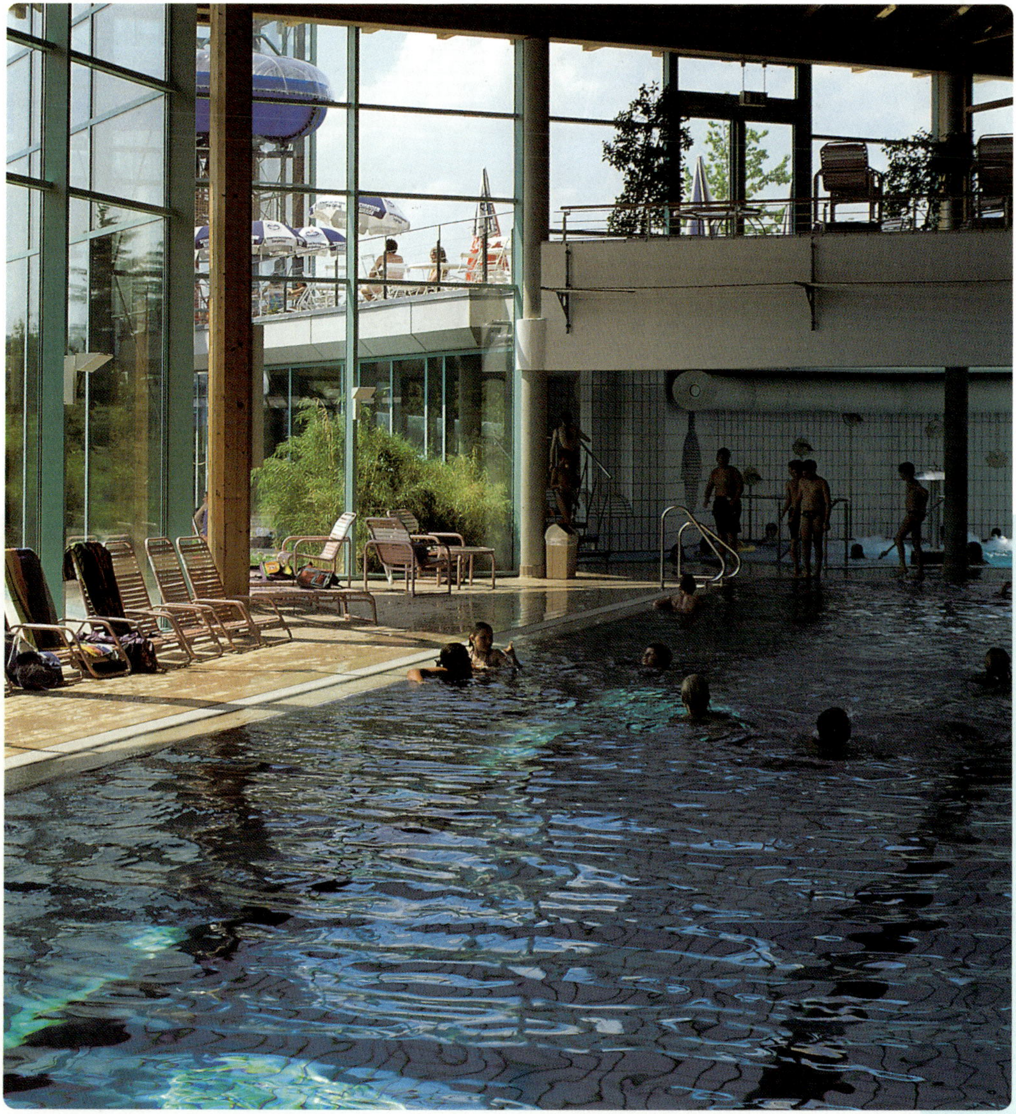

Bewegung

Bewegung dient vor allem dazu, dass die Arthrose nicht weiter fortschreitet und die Beweglichkeit des betroffenen Gelenkes und letztlich der ganzen Gliedmaßen so lange wie möglich erhalten bleibt.

Selbst wenn Sie ab und zu Erleichterung durch eine Massage erfahren, oder die Schmerzmittel, die Ihr Arzt Ihnen verschreibt, die Beschwerden in Ihrem arthrotischen Gelenk schnell wieder vertreiben, so reichen diese Maßnahmen vielleicht für den Augenblick aus. Und auch wenn Ihnen zusätzliche Maßnahmen wie autogenes Training helfen, Ihre Muskulatur zu entspannen, oder eine Behandlung mit Magneten Ihnen Erleichterung verschafft: Auf Dauer können Sie mit einer Arthrose nur dann ein angenehmes und beschwerdearmes Leben führen, wenn Sie bereit sind, tagtäglich Ihre Gelenke zu bewegen und Ihre Muskeln, Bänder und Sehnen zu dehnen und zu kräftigen.

Die Gelenkknorpel, die bei einer Arthrose langsam rauer werden und im Verlauf der Krankheit ganz aufgebraucht werden können, erhalten ihre Nährstoffe nicht über eigene Blutgefäße, sondern werden durch die in der Gelenkflüssigkeit gelösten Nährstoffe versorgt. Und diese Substanzen wiederum gelangen vor allem dann in ausreichendem Maße in den Knorpel, wenn sie durch Druck in den Knorpel hineingepresst werden. Dieser Druck entsteht durch Bewegung, und je mehr Sie die Beweglichkeit der Gelenke ausnutzen, desto besser werden auch Randbereiche des Knorpels mit Gelenkflüssigkeit durchtränkt und ernährt.

Wenn Sie bedenken, welche positiven Wirkungen Bewegung nicht nur auf die Gelenke hat, dann haben Sie damit ein ideales Arzneimittel gefunden, das Sie vor vielen Erkrankungen schützt, bereits in Gang gesetzte Krankheitsprozesse wieder zur Abheilung bringen kann, Ihre Stimmung hebt und für ein attraktives Äußeres sorgt (siehe Tabelle Seite 65).

Es gibt so viele Spielarten von Bewegung, dass es jedem Menschen gelingen dürfte, seine persönlichen Vorlieben auch auf dem Gebiet der Bewegung auszuleben. Bewegung reicht von Spazierengehen über

REGELMÄSSIGE BEWEGUNG

- *macht eine schöne Figur und verbessert die Haltung*
- *kräftigt Muskeln, Sehnen und Bänder*
- *schenkt Ihnen Kraft und Energie*
- *erhöht die Koordinationsfähigkeit, verfeinert den Gleichgewichtssinn und schützt vor Verletzungen*
- *steigert die Leistungsfähigkeit und erhöht die Ausdauer*
- *kräftigt Herz, Kreislauf und Lunge*
- *verbrennt Kalorien, erhöht den Grundumsatz und mindert den Appetit*
- *hält schlank und bewahrt vor Zuckerkrankheit, Fettstoffwechselstörungen und Bluthochdruck*
- *hilft, Stress abzubauen, und verbessert die Stimmung*
- *erhöht die Schmerzschwelle, macht Schmerzen also erträglicher*
- *schützt vor Osteoporose und Arthrose*
- *steigert das Wohlbefinden*

Bewegung verbessert die Durchblutung im Gelenk und in den umgebenden Strukturen; sie lockert und kräftigt die an der Gelenkbewegung beteiligten Muskeln.

über Tanzen, Segeln und Freeclimbing bis hin zu artistischen Künsten. Für all diese Wohltaten müssen Sie nichts bezahlen und auch sonst keine Opfer bringen. Das einzige, was Sie einsetzen müssen, um diese positiven Auswirkungen der Bewegung zu erfahren, ist ein wenig Zeit. Und diese Zeit sollten Sie aufbringen, sofort, nicht erst morgen, wenn es vielleicht zu spät ist.

Motivation

Motivation ist kein Privileg von berühmten Motivationstrainern, die diese gegen viel Geld an andere Menschen weitergeben. Die beste und vermutlich einzige Art, sich selbst zu etwas Neuem und Unbekanntem zu motivieren, besteht darin, es auszuprobieren. Und dazu muss man es einfach tun!

Fangen Sie einfach an. Suchen Sie sich eine Art von Bewegung, die Ihnen zusagt. Beraten Sie sich dann mit Ihrem Arzt, ob diese Bewegungsart Ihrem Gesundheitszustand zuträglich ist. Daraufhin schließen Sie mit sich einen Vertrag, diese Bewegungsform zwei, drei oder vier Wochen lang auszuprobieren. Denn gerade beim Sport weiß man, dass sich die Begeisterung dafür erst nach einiger Zeit einstellt. Das gilt besonders für die von vielen als mehr oder weniger »stupide« eingeschätzten Bewegungsarten wie Walking, Jogging und das Training auf dem Standfahrrad zu Hause.

Wenn man es nur einige Zeit lang durchhält, dann beginnt sogar das Joggen Spaß zu machen, und zwar deshalb, weil irgendwann das Gefühl, etwas ungemein Anstrengendes zu tun, durch die Freude an der Bewegung und am Wachsen von Kraft, Energie und Geschmeidigkeit ersetzt wird.

HÖCHST HILFREICH: HAND- UND FINGERÜBUNGEN MIT THERAPIE-KNETMASSE

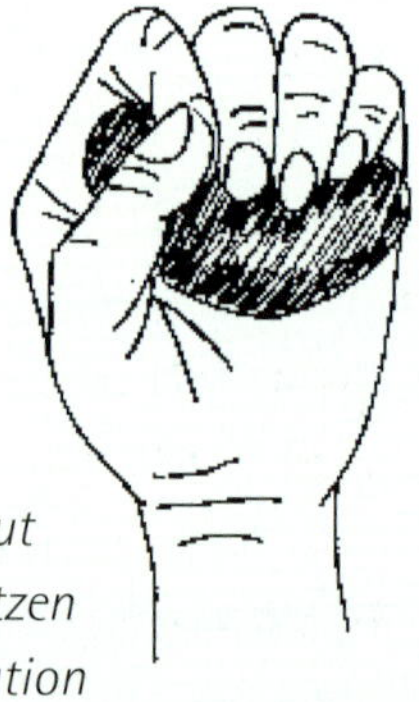

Ein bewährtes Hilfsmittel zur Bewegungstherapie von Händen und Fingern ist die moderne Therapie-Knetmasse des renommierten Herstellers CosiMed, erhältlich in Sanitätshäusern und Reha-Zentren. Die Masse besteht aus synthetischen Kunststoffen, die nicht mit der Haut verkleben. Diese modernen Materialien setzen beim manuellen Kneten ihrer Deformation einen um so höheren Widerstand entgegen, je größer die einwirkende Kraft ist. Aus diesem Grund stellt sich die Masse im Rahmen ihrer Viskositätsstufen selbständig auf den Rehabilitationszustand des Patienten ein und dient damit hervorragend zur Muskelkräftigung und Gelenkmobilisation. Jeder Packung liegen Anwendungshinweise für Hand- und Fingerübungen bei. Ihr Ergotherapeut kann Ihnen wesentliche Tipps geben, wie Sie mit Hilfe dieser Knetmasse die Beweglichkeit Ihrer Hand- und Fingergelenke so verbessern, dass Sie wieder »richtig zupacken« können. Die Hände sollten für die Knetübungen sauber und trocken sein. Hautpflegemittel erst nach dem Training auftragen.

Welche Bewegung ist für Sie die richtige?

Welche Art von Bewegung Sie wählen, hängt hauptsächlich davon ab, welches Gelenk von einer Arthrose betroffen ist, wie stark die Beschwerden sind und was Ihnen Spaß macht. Es nutzt gar nichts, immer wieder zu betonen, dass bestimmte Bewegungsformen für die Arthrose besonders gut geeignet sind, wenn sie Ihnen persönlich – auch nach ausgiebigem Probieren – unangenehm sind und keinerlei Freude bereiten. Dennoch sollten Sie erfahren, welche Sportarten bei den verschiedenen Formen der Arthrose besonders empfehlenswert sind und welche Sie möglichst meiden sollten.

Natürlich können Sie ein Gelenk mit einer leichten Arthrose, die bisher nur im Röntgenbild erkennbar ist und Ihnen nie Beschwerden bereitet hat, auch stärker belasten. Dennoch sollten Sie bereits in diesem ruhenden Stadium Verletzungen des Gelenkes und der umgebenden Strukturen, wie Bänder, Muskeln und Menisken, möglichst vermeiden. Viele Abnutzungserscheinungen, die im Röntgenbild zu sehen sind, führen niemals zu einer schmerzhaften und bewegungseinschränkenden Arthrose. Damit dies so bleibt, sollte das durch Abnutzungsvorgänge empfindlich gewordene Gelenk vor weiteren Überbeanspruchungen und vor allem vor Verletzungen geschützt werden.

Dies können Sie sich an folgenden Beispielen verdeutlichen:

- Wenn sich in einem oder beiden Kniegelenken schon deutliche Zeichen einer Arthrose im Röntgenbild zeigen, aber keine Beschwerden bestehen, dann können Sie ruhig joggen, wandern, Inline-Skating oder Jazztanz betreiben. Fußballspielen oder Squash wird man Ihnen nicht empfehlen, da diese Sportarten die Knie sehr stark belasten und häufig mit Verletzungen einhergehen.
- Führt eine Kniegelenksarthrose immer wieder einmal zu Schmerzen, die von schmerzfreien Perioden abgelöst werden, gehören vor allem Walking, Fahrradfahren, Schwimmen und Gymnastik, bei

Expertentipp

Für alle Arthrosen gilt, dass Bewegung günstig, Belastung dagegen weitgehend zu vermeiden ist.

Je mehr Beschwerden ein arthrotisches Gelenk hervorruft, desto weniger Belastung verträgt es. Bewegung ist hingegen ein Lebenselixier aller Gelenke, und selbst bei einer akuten entzündlichen Phase sollte das Gelenk nur so kurz wie möglich ruhig gestellt werden.

der auf Sprünge verzichtet wird, zu den empfehlenswerten Sportarten. Bergwandern und Joggen wiederum könnten die Knie bereits zu stark belasten.

- Schwere Arthrosen, die mit Dauerschmerzen, einer eingeschränkten Beweglichkeit und Anspannungen bzw. Schwäche der umgebenden Muskeln einhergehen, verkraften oft nur ganz leichte Bewegungen, die am besten unter Anleitung eines Physiotherapeuten durchgeführt werden. Auch Schwimmen, Wassergymnastik und Aquajogging erleichtern die Bewegung schmerzhafter Gelenke, da der Auftrieb im Wasser die Belastung auf die Gelenke verringert.

Andererseits hängt die Art der Bewegung auch davon ab, wie trainiert Sie sind, welchen Sport Sie früher betrieben haben und wo Ihre Vorlieben liegen. Sie selbst müssen entscheiden, was für Sie und Ihre Gelenke auf Dauer gut ist. Dabei ist wichtig, dass Sie die Intensität jeder Bewegung nach Ihren Beschwerden und Fähigkeiten dosieren. So können Sie, wenn Sie in einer für Arthrose nicht besonders günstigen Sportart sehr geübt sind, diese weiter betreiben, sofern Sie die Bewegungen auf Ihre Beschwerden abstimmen.

Wenn Sie bei gewohnten Übungen, die für Sie bisher immer angenehm waren, plötzlich Schmerzen bekommen, sprechen Sie mit Ihrem Arzt. Möglicherweise hat sich die Arthrose in Ihrem Gelenk verändert und verträgt die bisherige Belastung nicht mehr so gut. Dann wird Ihr Arzt oder Physiotherapeut ein neues Bewegungsprogramm für Sie zusammenstellen. Ist das Gelenk akut entzündet, dann müssen Sie es für ein paar Tage schonen und Ihr Bewegungsprogramm danach langsam wieder aufbauen.

Leiden Sie bereits an einer etwas weiter fortgeschrittenen Arthrose, ist es günstig, zusammen mit einer Krankengymnastin oder einem Physiotherapeuten ein individuell auf Ihre Beschwerden und Leistungsfähigkeit abgestimmtes Bewegungsprogramm zusammenzustellen. Da die Arthrose aber eine Krankheit ist, die fortschreitet und

Expertentipp

Besprechen Sie Ihre sportlichen Vorhaben möglichst immer zuerst mit Ihrem Arzt. Zusammen können Sie herausfinden, ob eine bestimmte Sportart Ihnen gut tut oder nicht. Wenn Sie zuviel oder das Falsche machen, dann zeigt Ihr Gelenk Ihnen den Fehler sofort: Die Schmerzen nehmen zu, und es kann sich sogar ein Erguss bilden.

sich ständig verändert, ist dieses Bewegungsprogramm nicht für die Ewigkeit gedacht. Überprüfen Sie mindestens einmal pro Jahr mit Ihrem Therapeuten, ob die Bewegungen noch immer günstig für Sie sind oder ob es bessere Übungen gibt.

Belasten Sie ein Gelenk nie über die Schmerzgrenze hinaus. Hören Sie mit einer Übung oder Bewegung sofort auf, wenn sie Ihnen Schmerzen bereitet.

Ernährung

Die Ernährung spielt bei der Arthrose in mehrerlei Hinsicht eine große Rolle:

- Auf der einen Seite versorgt eine ausgewogene, vielfältige Mischkost den Körper mit allen notwendigen Nähr- und Aufbaustoffen,
- außerdem können Vitamine, Mineralstoffe und Pflanzenstoffe einer aktivierten Arthrose entgegenwirken, indem sie die bei jeder Entzündung entstehenden schädlichen freien Radikale abfangen,
- und schließlich steigert ein genussvolles Essen die Lebensfreude und spendet Kraft, mit einer chronischen Krankheit wie der Arthrose zu leben.

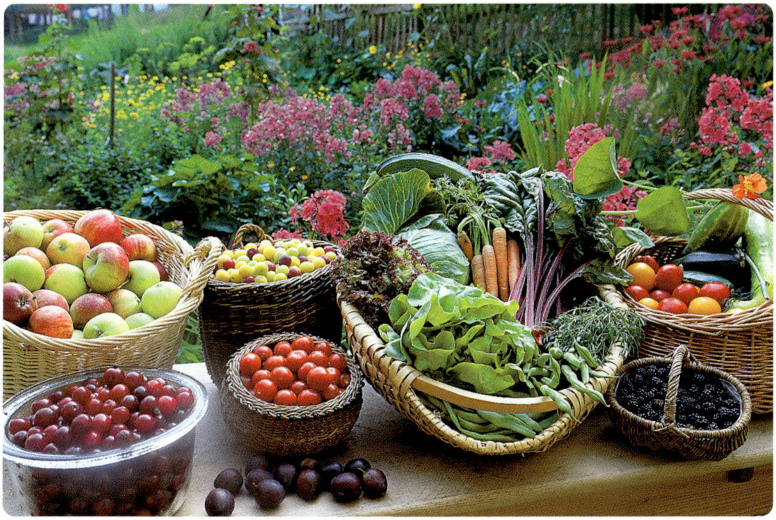

Frisches Obst und Gemüse enthält wichtige Vitamine und Mineralien, die den Stoffwechsel im Kampf gegen freie Radikale unterstützen.

Selbsthilfe bei Arthrose

Ausgewogene Mischkost ist natürlich nicht nur die beste Ernährung bei Arthrose, sondern für jeden Menschen empfehlenswert, der gesund bleiben oder werden will. Es ist wichtig, dass diese Ernährung:

- gut schmeckt und Spaß macht,
- viel frisches Obst und Gemüse enthält,
- mit Fett sparsam ist,
- immer wieder andere Speisen auf den Tisch bringt
- und möglichst keine Nahrungsmittel völlig ausspart.

Wenn Sie diese wenigen Dinge beachten, dann brauchen Sie weder Kalorien zu zählen noch in Nährwerttabellen nach den einzelnen Inhaltsstoffen zu suchen, denn dann bekommen Sie alles, was Ihr Körper braucht, ganz automatisch.

Vorsichtig sollten Sie hingegen bei allen Diäten und Kostformen sein, die eine Heilung der Arthrose versprechen, letztlich den Körper aber sogar schädigen können, da oftmals ganze Gruppen von Nahrungsmitteln bei diesen Diäten »verboten« sind. So wird immer wieder empfohlen, ganz auf Fleisch zu verzichten, da Abbauprodukte und auch Inhaltsstoffe von Fleisch den Knorpel schädigen können. Andere Diäten verbieten den Verzehr von Nachtschattengewächsen, zu denen auch so vitamin- und mineralreiche Pflanzen wie Kartoffeln und Tomaten gehören. Die Wirkung all dieser Diäten ist bisher niemals wissenschaftlich nachgewiesen worden und beruht in der Regel auf abstrusen Vorstellung von der Entstehung einer Arthrose oder auf der Erfahrung nur eines einzelnen Menschen.

Alkohol ist nicht verboten, sollte aber – wie jedes Genussmittel – nur in Maßen genossen werden. Rauchen hingegen ist eine völlig unnütze und krankmachende Angewohnheit, die – neben vielen anderen schädlichen Wirkungen – den Sauerstoffgehalt des Blutes senkt und damit die allgemeine Durchblutung verschlechtert, außerdem die Bildung freier Radikale erhöht, die viele Gewebe, darunter auch Gelenkstrukturen, zerstören können.

Expertentipp

Wenn Sie selbst eine positive Erfahrung mit einer Ernährungsumstellung gemacht haben, dann sei es Ihnen natürlich unbenommen, diese Diät beizubehalten. Dennoch ist es ratsam, wenn Sie Ihren Arzt befragen, da Ihr Körper – trotz Besserung der Arthrose-Beschwerden – an anderer Stelle Schaden nehmen könnte.

Das Gewicht normalisieren

Arthrosen der Knie- und Hüftgelenke sind sehr häufig, da diese Gelenke das ganze Gewicht des Körpers ein Leben lang tragen und fortbewegen müssen. Um diese Gelenke zu schonen, können Sie selbst nicht nur durch Bewegung einen wesentlichen Beitrag leisten, sondern auch dadurch, dass Sie diese Gelenke nicht mit übermäßig viel Körpergewicht belasten. Kurz gesagt: Bleiben Sie ein Leben lang schlank, oder normalisieren Sie Ihr Gewicht, falls Sie zu viel wiegen sollten.

Das ist leichter gesagt als getan, werden die meisten nun denken. Auch wenn dies stimmen mag, müssen Sie sich entscheiden, ob Sie lieber weiter zu viel essen und zu viel wiegen, oder ob Sie pfleglich

VORSICHT VOR CRASH-DIÄTEN!

Auf keinen Fall sollten Sie Ihr Gewicht rasch durch eine einseitige Diät verringern. Bei einer Diät, die Sie zum Verzicht auf bestimmte Speisen zwingt, essen Sie einerseits völlig an den Bedürfnissen Ihres Körpers vorbei und tappen andererseits in die Falle, dass dieser quälende Verzicht bald wieder vorbei sei und Sie alles essen können wie früher auch. Das, was dabei herauskommt, ist als so genannter Jo-Jo-Effekt vielen Menschen bekannt: Während der Diät verliert man zwar an Gewicht, nimmt es aber danach bald wieder zu, und zwar meist noch mehr, als man vorher gewogen hat. Der Grund dafür liegt darin, dass der Körper in Zeiten des Mangels seinen Energieverbrauch herunterschraubt. Wenn es trotzdem gelingt abzunehmen, ist der Erfolg von kurzer Dauer, da der Energieverbrauch dann, wenn man wieder normal isst, erst langsam wieder ansteigt. Die Folge ist, dass der Körper um so mehr Energie in Form von Speck speichert, um erneuten schlechten Zeiten vorzubeugen.

Expertentipp

Nach dem heutigen Stand des Wissens hat Abnehmen und das Halten des normalen Gewichts nicht mehr viel mit Kalorienzählen und dem unwiderruflichen Verzicht auf Genuss zu tun. Im Gegenteil – je besser Sie wieder lernen, zu genießen und zu verstehen, was Ihr Körper wirklich braucht, desto einfacher können Sie auch einmal Verzicht üben, wenn es nötig ist.

mit Ihren Gelenken und letztlich Ihrem ganzen Körper umgehen wollen, ihn vor Schmerzen in den Knien, der Hüfte und den Füßen, aber auch vor Bluthochdruck, Zuckerkrankheit oder einem Herzinfarkt schützen wollen. Denn abnehmen kann jeder und sein Gewicht halten auch, man muss es nur wollen und wissen, wie es am besten klappt. Das Einzige, was Sie daraus folgern können, ist, keine Diät zu machen, sondern Ihre Ernährung dauerhaft – das heißt für immer – umzustellen. Finden Sie also zunächst einmal heraus, was Sie an einem Tag alles zu sich nehmen, was Ihnen davon kaum bewusst ist und worauf Sie auf keinen Fall verzichten möchten. Und dann ersetzen Sie die Dinge, die Sie ohne Spaß und ohne Genuss in sich hineinstopfen, durch solche, die gesund und köstlich sind.

Ein erreichbares Ziel setzen

Wichtig ist, dass Sie sich ein Ziel setzen, das realistisch ist und das Sie in einer bestimmten Zeit erreichen können. Sprechen Sie mit Ihrem Arzt, wie viel Gewicht Sie in welcher Zeit reduzieren sollten, um Ihre Gelenke zu entlasten. Übertreiben Sie nicht, und streben Sie lieber nicht an, innerhalb von drei Monaten wieder in Kleidergröße 36 (bei Frauen) oder 48 (bei Männern) zu passen. Denn die Erfahrung, dass Sie es doch nicht schaffen, könnte Sie so frustrieren, dass Sie Ihr Vorhaben, Gewicht zu verlieren, für immer aufgeben würden.

Setzen Sie sich lieber ein kleineres Etappenziel, und wenn sie es geschafft haben, können Sie sich immer noch ein neues Ziel stecken.

Ähnlich wie bei der Bewegung fehlt es vielen Menschen auch bei der gesunden Ernährung an der rechten Motivation. Die Kniegelenke schmerzen morgens ein wenig, aber nach einigen Minuten sind sie dann schon wieder eingelaufen. Warum soll man also Verzicht üben? Wenn Sie so denken, dann malen Sie sich einmal die Zukunft aus, wenn die Gelenke viel stärker verschlissen sind, jeder Schritt zur Qual wird und Ihr Gewicht weiter und weiter steigt, zumal Ihnen Bewegung jetzt fast gar nicht mehr möglich ist. Dann muss aber auch Ihr Orthopäde Sie enttäuschen, wenn Sie einen Gelenkersatz wünschen, weil Sie die Schmerzen nicht mehr ertragen können. Vor der Operation, so wird er Ihnen sagen, müssen Sie erst einmal abnehmen, und das ist jetzt furchtbar schwierig, denn Sie sind aufgrund der Schmerzen nahezu unbeweglich und können Ihr Gewicht nur noch durch eine Diät reduzieren, die dem Fasten sehr nahe kommt.

Das Fett muss weg

Was das Essen anbelangt, sollten Sie hauptsächlich beim Fett Abstriche machen, was anfangs etwas ungewohnt ist. Viele Menschen essen tatsächlich keine großen Mengen, verzehren dafür aber viel zu viel Fett. Morgens ein paar Schluck Kaffee im Stehen, vormittags etwas Schokolade, mittags ein Paar Würstchen im Vorbeigehen und abends ein Topf Kräuterquark mit Vollkornbrot, allerdings Sahnequark, und ein paar Erdnüsse. Damit ist der deutsche Durchschnittsverbrauch von 150 Gramm Fett pro Tag schnell erreicht. Empfohlen werden hingegen nicht mehr als 60 Gramm. Und besonders gut abnehmen lässt es sich mit der Hälfte, also mit 30 Gramm pro Tag. Das ist das Einzige, worauf Sie beim Abnehmen verzichten müssen. Kohlenhydrate wie Obst, Gemüse, Salate, aber auch Kartoffeln und Nudeln können Sie ohne größere Einschränkungen zu sich nehmen, sofern Sie die Kartoffeln nicht in Butter schwenken und zu den Nudeln keine Sahnesoße servieren.

GUT FÜR IHREN CHOLESTERINSPIEGEL

Übrigens tut eine fettärmere Ernährung auch Ihrem Cholesterinspiegel gut. Man weiß nämlich heute, dass die Fettzufuhr den Cholesterinspiegel viel stärker beeinflusst als cholesterinhaltige Nahrungsmittel, wie z. B. Meeresfrüchte. Allein aus den 150 Gramm Fett, die ein Deutscher durchschnittlich jeden Tag zu sich nimmt, stellt der Körper 300 Milligramm Cholesterin her. Deshalb ist es wichtiger, insgesamt weniger Fett zu essen, als z. B. auf Eiernudeln oder Krabben zu verzichten.

Expertentipp

Handeln Sie lieber so früh wie möglich. Wenn die Kniegelenke tatsächlich nur morgens eine Weile wehtun, danach aber die Beweglichkeit wieder ohne Schmerzen zurückkehrt, haben Sie die besten Chancen, durch mehr Bewegung und bewussteres Essen diesen Zustand zu bessern oder zumindest so lange wie möglich zu bewahren.

Übrigens ist nichts völlig verboten. Wenn es einmal Butterkartoffeln oder Spaghetti mit Sahnesoße sein sollen, warum nicht. Nur sollten Sie dies nicht jeden Tag tun. Gönnen Sie sich kleine »Sünden« ruhig

TIPPS UND TRICKS FÜR EINE SCHMACKHAFTE FETTARME KÜCHE

- *Entfernen Sie den Fettrand am Schinken und die Speckschwarte am Schweinebraten. Die Kinder in der dritten Welt haben nichts davon, wenn Sie an ihrer Stelle zunehmen.*
- *Schöpfen Sie das Fett von Soßen ab, nachdem Sie sie haben kalt werden lassen. Oder kaufen Sie sich eine Sauciere mit zwei Ausgießern. Wenn Sie die Soße durch den unteren Ausgießer auf den Teller geben, bleibt ein großer Teil des Fettes in der Sauciere zurück.*
- *Geben Sie nur so viel Fett in die Pfanne, wie zum Anbraten unbedingt notwendig ist. Besser noch, Sie braten Fleisch oder Gemüse in einer beschichteten Pfanne ganz ohne Fett an und geben für den guten Geschmack nur zum Schluß einen Hauch Butter dazu.*
- *Verwenden Sie als Brotaufstrich halbfette Butter oder Margarine.*
- *Bevorzugen Sie fettarme oder entrahmte Milch und entsprechende Milchprodukte. Buttermilch enthält übrigens die gleiche Menge Kalzium wie Milch, dafür aber weniger als ein Prozent Fett.*
- *Kaufen Sie magere Wurst- und Käsesorten ein, spezielle »kalorien- und fettreduzierte« Light-Produkte sind jedoch kein Gewinn, wenn sie davon die doppelte Menge verzehren.*
- *Binden Sie Soßen nicht mit großen Mengen Mehlschwitze, fett- und kalorienärmer geht es auch mit Soßenbindern aus der Tüte oder mit püriertem Gemüse. »Veredeln« Sie Soßen nicht mit Unmengen Crème fraiche oder Sahne, sondern ersetzen Sie diese Dickmacher – zumindest teilweise – durch etwas saure Sahne.*

Wenn Sie sich an die fettärmere Küche gewöhnt haben, dann wird Sie Ihnen auch schmecken, und viele sehr fetthaltige Nahrungsmittel können dann sogar auf Ihre Ablehnung stoßen.

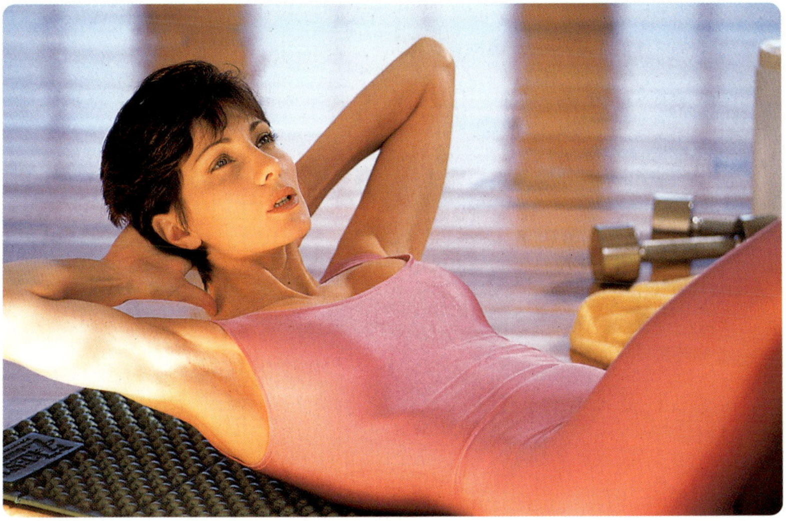

Bereits ein tägliches, 30-minütiges Bewegungstraining erhöht Ihren Grundumsatz und verringert den Appetit.

einmal, denn völliger Verzicht auf eine Lieblingsspeise macht nur anfällig für Heißhungerattacken, die wiederum dem Scheitern des Abnehmprojektes Vorschub leisten. Dagegen macht es sogar Spaß, wenn Sie immer neue Tricks finden, um das Essen fettärmer zu gestalten (siehe Kasten). Auch lohnt es sich, fettarme Speisen auszuprobieren, sodass Sie vielleicht bei dem einen oder anderen Gericht doch noch auf den Geschmack kommen. Lassen Sie vor allem keine Mahlzeit aus, und laufen Sie nicht mit knurrendem Magen und hungerbedingter Kreislaufschwäche herum. Essen Sie immer etwas, wenn Sie Hunger haben. Und essen Sie etwas, das Ihnen schmeckt, damit Sie nicht im nächsten Moment aus Unzufriedenheit erneut den Kühlschrank plündern.

Methoden der Schmerzbewältigung

Schmerzen treten früher oder später bei jeder Arthrose auf, insbesondere dann, wenn eine ruhende Arthrose durch Überlastung oder einen anderen Auslöser in eine entzündliche »aktivierte« Arthrose übergeht. Je länger eine Arthrose jedoch besteht und je weniger sie aktiv behandelt wurde, desto wahrscheinlich ist, dass auch die chronische Form der Arthrose Schmerzen hervorruft, die bei fortschreitendem Verlauf der Abnutzung stärker und häufiger auftreten und schließlich zu Dauerschmerzen werden.

Akute und chronische Schmerzen – ein himmelweiter Unterschied

Schmerzen bei einer akut entzündlichen Arthrose können und sollen mit entzündungshemmenden und schmerzlindernden Medikamenten behandelt werden, damit die akute Entzündung mit Schwellung und Überwärmung des Gelenkes sowie der heftigen schmerzbedingten Bewegungseinschränkung schnell wieder abklingt. Neben den Schmerzmitteln ist es manchmal auch nötig, das entzündete Gelenk für kurze Zeit ruhig zu stellen.

Schmerzen sind normalerweise ein Signal, das die Funktion hat, größeren Schaden für den Körper abzuwenden. Chronische Schmerzen haben diese Schutzfunktion jedoch verloren.

Die Schmerzen bei einer akuten Erkrankung sind Warnzeichen des Körpers, die nach Beachtung verlangen, da sie uns vor größeren Verletzungen und Schäden schützen. Werden Schmerzen chronisch, dann haben sie diese Schutzfunktion verloren. Mittlerweile spricht man bei chronischen Schmerzen sogar von einer eigenständigen Krankheit, die ganz unabhängig von ihrer Ursache so früh wie möglich behandelt werden muss. Chronische Schmerzen führen zu massiven körperlichen wie psychischen Problemen und schränken die Lebensqualität erheblich ein. Übrigens zählen auch immer wiederkehrende Schmerzen wie bei der Migräne zu den chronischen Schmerzen.

Chronische Schmerzen bedeuten Stress, und Stress ist wiederum die Ursache von vielen weiteren Veränderungen und Beschwerden auf verschiedenen Ebenen, wie z. B. Stimmungsschwankungen, Depressionen, Ängsten, Hilflosigkeit, sozialer Isolation, Schlafproblemen, Konzentrationsstörungen, Antriebsmangel, gesteigertem oder fehlendem Appetit, Rücken- und Kopfschmerzen, Verdauungsproblemen, Blutdruckanstieg, Schmerzmittelmissbrauch, Alkoholismus und vielem mehr.

Methoden zur Bewältigung chronischer Schmerzen

Die Behandlung chronischer Schmerzzustände zielt weniger darauf ab, die Schmerzursache zu beseitigen – was meist gar nicht möglich ist –, sondern ungünstige Verhaltensweisen und Bewertungen, die durch das Erleben von Schmerzen erlernt wurden, zu verändern. In den folgenden Kapiteln werden Ihnen verschiedene gängige Methoden der Schmerzbewältigung vorgestellt. Wenn Ihnen die eine oder andere Methode besonders zusagen sollte, ist es empfehlenswert, dass Sie diese Verfahren unter Anleitung fachkundiger Therapeuten richtig erlernen. Es ist in der Regel nicht sehr sinnvoll, allein zu experimentieren. Gerade zu Beginn einer solchen neuen Behandlung sollten Sie die Möglichkeit nutzen, über auftauchende Probleme mit Ihrem Therapeuten zu sprechen und gemeinsam mit ihm eine Lösung zu finden.

Die Schmerzen akzeptieren

Eine der wichtigsten Voraussetzungen für die Bewältigung und den bestmöglichen Umgang mit chronischen Schmerzen ist das Annehmen der Schmerzen. Was sich zunächst paradox anhören mag, bietet die Möglichkeit, auf Schmerz und Krankheit aktiv Einfluss zu nehmen. Suchen Sie nicht nach »Schuldigen«, sondern übernehmen Sie die Verantwortung für Ihr Leben und auch für die Schmerzen, die Ihr Leben ab und zu oder vielleicht sogar ständig begleiten. Kämpfen Sie nicht gegen den Schmerz, sondern nehmen Sie ihn an, aber nehmen Sie ihn nicht hin! Werden Sie nicht zum Opfer Ihrer Beschwerden, was passiert, wenn Sie anderen Menschen oder dem Schicksal die Schuld geben. Behalten Sie stattdessen die Kontrolle über Ihre Krankheit, indem Sie sie annehmen, zum Experten für die besten Behandlungsmöglichkeiten werden und diese tagtäglich umsetzen.

Änderung der Bewertungen

Eine große Hilfe, Leiden zu verringern, bietet die bewusste Veränderung Ihrer Bewertung und Einschätzung der Beschwerden. Für viele Menschen bedeuten Schmerzen, die nicht nach kurzer Zeit wieder verschwinden, sondern vermutlich auf unabsehbare Zeit bestehen bleiben, eine einzige Katastrophe. Dabei bewerten sie die Beschwerden mit Worten wie: »Was bedeutet das nur alles? Steckt da nicht doch etwas Bösartiges dahinter?«, »Ich kann das nicht mehr schaffen, jeden Tag werden die Schmerzen schlimmer« oder sie betrachten ihre Zukunft mit zunehmender Hoffnungslosigkeit: »Wie soll ich das nur aushalten? So ein Leben ist doch nicht mehr lebenswert!« Oft kommen diese oder ähnliche Gedanken ganz automatisch. Und sie führen ebenso automatisch zu einer ängstlichen, hilflosen Haltung und schließlich zur Depression. Aber auch gegen diese Automatismen können Sie ganz gezielt etwas tun.

Sie haben jeden Augenblick erneut die Wahl, sich zu entscheiden, ob Sie passiv leiden oder aktiv und mit einer positiven, akzeptierenden Einstellung den weiteren Verlauf Ihrer Krankheit günstig beeinflussen wollen.

Führen Sie Tagebuch, und notieren Sie, wann und in welchen Situationen solche negativen bis selbstzerstörerischen Gedanken in Ihrem Kopf auftauchen. Halten Sie den ersten Gedanken, der Ihnen dabei in den Sinn kommt, schriftlich fest. Sie werden vermutlich feststellen, dass diese Gedanken nicht nur negativ sind, sondern Verallgemeinerungen, einengende, schwarz-weiß-malerische sowie aus dem Zusammenhang herausgelöste Betrachtungsweisen und willkürliche Schlussfolgerungen beinhalten.

Versuchen Sie dann, diese Gedanken durch positivere Gedanken zu ersetzen, die nicht verallgemeinern, den Zusammenhang erkennen lassen, nicht nur aus Schwarz und Weiß bestehen, sondern eine Annahme relativieren und auch mögliche angenehme Aspekte zulassen. Wenn Sie z. B. immer wieder automatisch zu sich sagen »Jeden Tag das Gleiche: Diese Schmerzen bringen mich noch um«, bewerten Sie Ihre Krankheit als »mörderisch« und Ihr Leben als nicht lebenswert. Beschränken Sie die Bewertung Ihrer Schmerzen auf den Augenblick, in dem Sie sie empfinden, und dehnen Sie diese Erfahrung nicht auf

Ihr ganzes zukünftiges Leben aus. Damit nehmen Sie sich die Chance, dass die Schmerzen tatsächlich wieder zurückgehen, und außerdem verharren Sie mit dieser Überzeugung in Inaktivität und Depression. Weisen Sie den Schmerzen dadurch, dass Sie sie einer angenehmen Aktivität gegenüberstellen, ihren angemessen Platz zu: Sie sind nur eine Facette Ihres Lebens, und andere Dinge, die Ihnen guttun, inklusive aller Aktivitäten, die Ihre Schmerzen lindern, gewinnen ihren Stellenwert zurück.

Andererseits sollten Sie die Schmerzen auch nicht völlig ignorieren. Wenn Sie nicht in angemessenem Maße auf die Beschwerden Rücksicht nehmen, immer »die Zähne zusammenbeißen«, keine Pausen einlegen und Ihre Gelenke weiter stark belasten, kann dies ebenfalls Ihre Krankheit verschlimmern.

Entspannung

Allein schon aufgrund der Entspannung der verspannten Muskulatur in der Umgebung schmerzender Gelenke, aber auch der Entspannung der gesamten durch den Stressfaktor Schmerz vermehrt angespannten Muskulatur – besonders im Bereich des Rückens und Na-

Denken Sie nicht ständig an Ihre Schmerzen, und teilen Sie Ihr Leid nicht dauernd Ihrer Umwelt mit. Jammern und Wehklagen ruft in unseren Mitmenschen Mitleid und Zuwendung hervor, was wiederum die Schmerzen fördert und in einen Teufelskreis von Leiden, Klagen und Hilflosigkeit mündet.

POSITIVE GEDANKEN GEGEN DEN SCHMERZ

Nun überlegen Sie sich, was an Ihrem Leben lebenswert ist, was Sie besonders schätzen, was Sie immer noch sehr gerne tun, was Ihnen Freude bereitet und worüber Sie gerne lachen – trotz Ihrer Schmerzen. Notieren Sie all diese Dinge, und lassen Sie sich viel Zeit, um sich an möglichst Vieles zu erinnern. Dann suchen Sie mindestens drei oder noch mehr neue Formulierungen, mit denen Sie diesen automatischen Satz ersetzen wollen; zum Beispiel: »Meine Schmerzen setzen mir heute sehr zu, aber ich freue mich darauf, gleich einen Kuchen zu backen« (oder auf etwas anderes, das Sie gerne tun).

ckens – können regelmäßig durchgeführte Entspannungsübungen zu einer deutlichen Linderung der Schmerzen führen. Außerdem sollen diese Verfahren die seelische Anspannung und die Furcht vor dem Schmerz verringern, die Schmerzschwelle erhöhen und das allgemeine Wohlbefinden steigern helfen. Zwar liegen über die Effektivität bei den verschiedenen Formen der Arthrose nur wenige Untersuchungen vor, dennoch lassen die spärlichen Daten erkennen, dass vor allem die Progressive Muskelentspannung nach Jacobsen, das Autogene Training und die Hypnose bei degenerativen Gelenkerkrankungen hilfreich sein können.

Alle meditativen, imaginativen und Entspannungsverfahren setzen eine große Bereitschaft zum regelmäßigen Üben voraus. Am besten bleiben Sie »bei der Stange«, wenn Sie Ihr tägliches Gymnastikprogramm mit einer oder mehreren dieser Übungen kombinieren.

Progressive Muskelentspannung

Die Progressive Muskelentspannung, die der amerikanische Arzt Edmund Jacobsen in den 30er Jahren des 20. Jahrhunderts entwickelt hat, beruht auf der Beobachtung, dass psychische Anspannungen und Angst zu Verspannungen an der Muskulatur führen und dass umgekehrt die Entspannung der Muskeln psychische Spannungs- und Angstgefühle lösen kann.

Bei den Übungen werden nacheinander einzelne Muskelgruppen zunächst kräftig angespannt, z. B. die Hand zur Faust geballt, die Spannung wird wenige Sekunden lang gehalten, und danach wird wieder entspannt. In der Entspannungsphase kann der Übende sich den Unterschied zwischen Anspannung und Entspannung bewusst machen. Nach längerem Üben gelingt es, die Muskeln bereits ohne vorhergehende Anspannung zu entspannen.

Autogenes Training

Das von Johannes H. Schulz entwickelte Autogene Training basiert auf der intensiven Vorstellung von Körperempfindungen, insbesondere von Schwere, Wärme, Ruhe und Kühle. Dadurch erreicht man einen Zustand tiefer Entspannung, meist jedoch erst nach längerem Üben. Durch ständiges Wiederholen der Übungen wird der Grad der

Entspannung mehr und mehr vertieft. Sobald man ein bestimmtes Entspannungsniveau erreicht hat, lösen sich nicht nur die Verspannungen der Muskulatur, auch das vegetative Nervensystem schaltet von Spannung auf Entspannung um, und viele Körpervorgänge laufen harmonischer ab.

Wer die Übungen regelmäßig anwendet, wird insgesamt gelassener, ruhiger und ausgeglichener und kann die tiefe Entspannung dazu nutzen, um durch das Wiederholen formelhafter Sätze bestimmte Ziele zu erreichen, wie z. B. »Ich kann meine Schmerzen annehmen und ein zufriedenes Leben führen«.

Expertentipp

Probieren Sie aus, was Ihnen persönlich am besten hilft, Ihre Schmerzen zu lindern. Dabei kann es sein, dass eine Methode nach gewisser Zeit ihre Wirkung verliert.
Gehen Sie dann zu einer anderen über.

Meditation

Menschen, die unter chronischen Schmerzen leiden, lassen Ihren Geist ständig um diese Probleme kreisen und quälen sich mit Ängsten und Sorgen. Meditation, auch wenn sie nur wenige Minuten dauert, lenkt den Geist auf einen Punkt und beruhigt ihn. Bereits kurze Augenblicke der Ruhe während einer Meditationsübung bewirken eine tiefe Entspannung und ein Gefühl des Wohlbefindens.

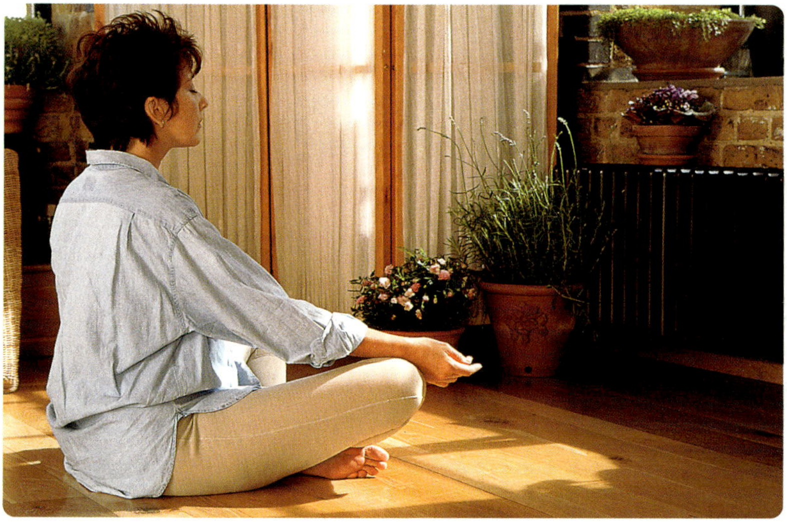

Meditation hilft Ihnen, sich von den Gedanken an den Schmerz zu lösen und eine tiefe Entspannung zu empfinden.

Selbsthilfe bei Arthrose

Probieren Sie einmal folgende einfache Übung: Setzen Sie sich aufrecht und trotzdem bequem auf einen Stuhl. Legen Sie die Unterarme auf die Oberschenkel, und schließen Sie die Augen. Lenken Sie Ihre Aufmerksamkeit auf Ihren Atem. Atmen Sie bewusst einige Male tief ein und aus, denken Sie dabei an nichts Anderes als an das Atmen.
Das wird Ihnen zu Beginn sicher nur kurze Zeit gelingen, aber bereits in diesem Augenblick können Sie sich von Gedanken, Sorgen und vielleicht sogar den Schmerzen lösen. Sie können Ihre Aufmerksamkeit auch auf einen Körperteil, z. B. Ihre rechte Fußsohle, oder auf einen Gegenstand, z. B. einen Stein oder eine Blume, konzentrieren. Dabei kommt es darauf an, diesen Gegenstand nur wahrzunehmen, ohne ihn zu bewerten.

Hypnose

Um von den Heilerfolgen der Hypnose profitieren zu können, müssen Sie für diese Therapie empfänglich sein.

Die Hypnose ist eine der ältesten Methoden zur Behandlung von Schmerzen unterschiedlichster Ursache. Durch Konzentration auf einen Gegenstand oder das Sprechen bestimmter Sätze kann man das Bewusstsein so verändern, dass die Aufmerksamkeit auf einen kleineren Bewusstseinsbereich eingeengt wird. Voraussetzung ist allerdings, dass man dafür empfänglich ist und sich vorbehaltlos auf dieses Verfahren einstellt. Der Patient ist dabei jederzeit in der Lage, den Trancezustand zu beenden und wieder zum normalen Wachzustand zurückzukehren.
Während der zur Schmerzbehandlung eingesetzten Hypnose wird vom Therapeuten oder auch vom Patienten selbst durch verschiedene Techniken die Wahrnehmung der Schmerzen verändert. Dabei zeigte die Hypnose in unter wissenschaftlichen Bedingungen durchgeführten Untersuchungen bei empfänglichen Patienten sehr gute Effekte, die der Wirkung von Schmerzmitteln ähnlich war. In Einzelfällen wurde die Effektivität von Akupunktur und verschiedenen Entspannungsverfahren sogar noch übertroffen.

Aufmerksamkeitslenkung

Nutzen Sie alle Ihre Sinne, um sich vom Schmerz abzulenken, nur nicht jene, die Ihnen die Schmerzen vermitteln. Schauen Sie beispielsweise nicht ständig auf den schmerzenden Bereich, sondern betrachten Sie etwas Schönes. Wenn der Schmerz einschießt, schauen Sie aus dem Fenster, und suchen Sie etwas, dem Sie Ihre ganze Aufmerksamkeit schenken. Oder Sie hören einem Musikstück zu und klopfen den Rhythmus mit einem Fuß mit. Wenn Sie spazieren gehen, richten Sie Ihre Aufmerksamkeit vollkommen auf die Gerüche, die Ihnen dabei begegnen. Und schließlich steht Ihnen noch der Geschmackssinn zur Verfügung, den Sie zum Mittler höchster Genüsse trainieren können. Das bedeutet nicht, dass Sie nun Ihr erkämpftes Normalgewicht wieder aufs Spiel setzen müssen. Vielmehr werden Sie durch den bewussten Genuss weniger Dinge gar nicht nach großen Portionen verlangen.

Neue Schmerzmittel der klassischen Schulmedizin

Trotz all dieser wichtigen Methoden zur Schmerzbewältigung ist eine medikamentöse Behandlung zumindest zeitweise unumgänglich. Vor allem bei einer aktivierten Arthrose wirken nichtsteroidale Antirheumatika der Entzündung entgegen und lindern den Schmerz. Ein Vertreter dieser Wirkstoffe ist das verschreibungspflichtige Präparat Telos® der Firma Merckle.

Bei dauerhaften starken Schmerzen sind zusätzlich stark wirksame Schmerzmittel notwendig, die wenig Nebenwirkungen haben. Dazu gehört unter anderem der Wirkstoff Tramadol. Das von der Firma Mundipharma entwickelte Präparat Tramundin®Retard setzt diese Wirkstoffe langsam und kontinuierlich frei.

Bei der aktivierten Arthrose ist der Einsatz von Schmerzmitteln unumgänglich. Am besten geeignet sind nichtsteroidale Antirheumatika.

Imagination/Visualisierung

Bei dieser Methode benutzen Sie Ihre Vorstellungskraft, um sich vom Schmerz abzulenken und auf andere Dinge zu konzentrieren, die üblicherweise nicht mit Schmerzen vereinbar sind. Die folgenden Beispiele sind nur ein kleiner Ausschnitt der zahllosen Möglichkeiten, die dieses Verfahren bietet.

VISUALISIERUNG MIT DER SCHMERZ-SKALA

Stellen Sie sich eine Skala von eins bis zehn vor, wobei eins keine und zehn sehr starke Schmerzen bedeutet. Markieren Sie dann auf dieser Skala (in Gedanken) die Zahl, welche die Intensität Ihrer Schmerzen im Augenblick widerspiegelt. Entspannen Sie sich, und betrachten Sie die Skala. Gehen Sie dann die Skala langsam von Zahl zu Zahl zurück, bis Sie bei eins angelangt sind. Spüren Sie dabei deutlich, wie auch Ihre Schmerzen – genau wie die Zahlen auf der Skala – immer kleiner werden. Auch wenn diese Übung nicht gleich die gewünschte Wirkung zeigt, nach einigen Wiederholungen kann sie Ihr Befinden deutlich verbessern.

Am besten können Sie Ihre Phantasie nutzen, wenn Sie sich zuvor entspannt haben, z. B. mit der progressiven Muskelentspannung. Überlegen Sie sich dann im entspannten Zustand, was Ihrem schmerzenden Gelenk jetzt am besten tun könnte. Wenn es Kälte ist, stellen Sie sich einen kühlen See vor, in den Sie langsam hineingehen und schließlich ganz eintauchen. Spüren Sie, wie Sie von dem kühlen Wasser sanft getragen werden und wie mit der Entspannung und Kühlung auch die Schmerzen immer leichter werden.

Weitere unterstützende Therapieverfahren

Es gibt heute viele Behandlungsmethoden, die die wissenschaftlich begründeten Therapien (siehe Tabelle Seite 110) unterstützen, ohne sie ersetzen zu wollen. Verschiedene der hier aufgeführten Methoden sind weder in ihrer Wirkung wissenschaftlich belegt noch übernehmen die gesetzlichen Krankenkassen grundsätzlich ihre Kosten.

Yoga

Für viele Arthrosepatienten geeignet ist die alte indische Kunst des Yoga, die sowohl den Körper trainiert als auch mittels Entspannungs- und Atemübungen für Entspannung sorgt. Wenn Sie unter einer Arthrose leiden, müssen Sie die Übungen Ihrer Belastbarkeit anpassen und sie vorsichtig und behutsam üben, damit keine Schäden entstehen.

Nehmen Sie zunächst möglichst an einem Kurs teil, der von einem fachkundigen Yoga-Lehrer geleitet wird, und sprechen Sie mit ihm über Ihre gesundheitlichen Probleme, bevor Sie mit dem Üben beginnen. Wenn Sie die Übungen beherrschen, können Sie sie auch zu Hause weiterführen. Allerdings sind gelegentliche Kontrollen durch eine Fachkraft sinnvoll.

Lassen Sie sich von einem erfahrenen Lehrer in den Grundlagen des Yoga anleiten. Später können Sie die Übungen auch zu Hause ausführen.

UNTERZIEHEN SIE ALTERNATIVE METHODEN EINER KRITISCHEN PRÜFUNG!

Vergessen Sie nicht, dass es auch eine Vielzahl von Methoden gibt, für deren Wirkung nicht nur der wissenschaftliche Beleg fehlt, sondern die sogar an Scharlatanerie grenzen und Ihnen möglicherweise schaden können. Begegnen Sie vor allem Methoden, die bei einer nicht heilbaren Krankheit wie der Arthrose vollkommene Heilung versprechen, mit größtmöglicher Skepsis. Ebenso sollten Sie Verfahren, die auf keine lange Anwendung zurückblicken und damit hinsichtlich ihrer Nebenwirkungen nicht sehr gut überprüft sind, einer kritischen Betrachtung unterziehen. Sprechen Sie vor jeder zusätzlichen unterstützenden Behandlung mit dem Arzt Ihres Vertrauens, ob die betreffende Methode sinnvoll sein oder Ihnen aber Schaden zufügen kann.

Tai Chi und Qi Gong

Diese beiden Methoden, die aus der traditionellen chinesischen Medizin stammen, sind für Arthrosepatienten besonders gut geeignet, da sie sanfte, ruhige Bewegungen mit entspannenden Atemtechniken und innerer Achtsamkeit verbinden.

Beide Verfahren trainieren den Körper mit Bewegungen und Atemübungen, ohne ihn zu überfordern. Außerdem erhöhen die Übungen das Wahrnehmungsvermögen, fördern die Gelassenheit und innere Ausgeglichenheit und helfen, Stress abzubauen. Um diese Methoden zu erlernen, sollten Sie sich von fachkundigen Therapeuten anleiten lassen, die Sie unter anderem in Volkshochschulen und Gesundheitszentren finden.

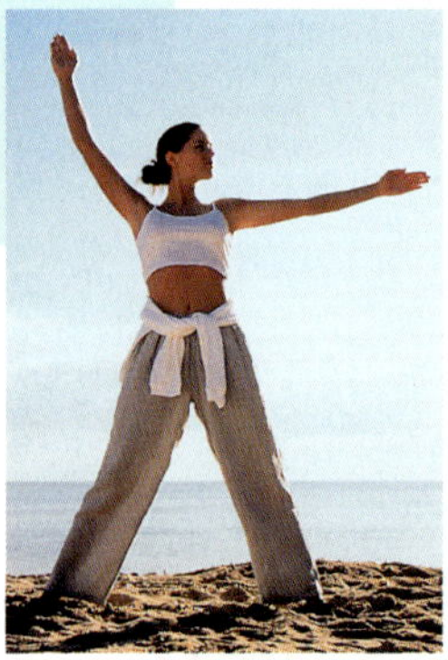

Die sanften, ruhigen Qi-Gong-Übungen entspannen, ohne zu überfordern.

Feldenkrais

Die nach ihrem Begründer, dem israelischen Physiker Moshé Feldenkrais, benannte Methode lässt sich nicht einfach einer bestimmten Therapierichtung zuordnen; sie versteht sich vielmehr als Lern- und Lehrmethode. Durch Bewusstwerden von Bewegungsabläufen lernt der Betroffene, welchem Bild von sich selbst er mit seiner Art, sich zu bewegen, folgt und wie er sein Verhalten ändern kann.

Die Feldenkraismethode wird in Gruppen- oder in Einzelsitzungen gelehrt. Bei Letzteren wird der Kranke durch sanfte Berührungen zur Wahrnehmung seiner vergessenen Bewegungsfähigkeit geleitet. Hierdurch lösen sich schmerzhafte Verspannungen, Verbiegungen und Bewegungseinschränkungen des Körpers. Der Betroffene lernt, seine gesamte Beweglichkeit zu nutzen – und dies in körperlicher, geistiger und seelischer Hinsicht.

Die Feldenkraismethode bietet auch für Arthrosepatienten einen sanften, ganzheitlichen und sehr effektiven Behandlungsansatz. Kurse und Einzelsitzungen werden mittlerweile in jeder größeren Stadt angeboten. Weitere Informationen und Adressen finden Sie im Internet unter www.feldenkrais.de.

Osteopathie

Die Osteopathie ist eine sanfte Form der mit den Händen praktizierten Medizin, die vor mehr als 120 Jahren von dem US-Arzt Andrew Taylor Still entwickelt wurde. Neben einer genauen Befragung des Patienten und der Betrachtung seiner Haltung sind es vor allem die Hände des geschulten Osteopathen, die Veränderungen in den verschiedenen Geweben ertasten, insbesondere der Haut, der Muskeln, Bänder, Sehnen und Gelenke, aber auch der inneren Organe. Durch bloße Berührung und einen sanften Druck erspüren die Hände des Osteopathen bei der Untersuchung des gesamten Körpers Funktionsstörungen sowie die Versuche des Organismus, diese Funktionsstörungen auszugleichen, wofür die Schonhaltung bei Schmerzen ein einfaches Beispiel liefert. Danach behandelt der Osteopath die diagnostizierten Veränderungen ebenfalls mit seinen Händen, löst Blockaden in Gelenken und Muskeln entweder durch Bewegungen in Richtung auf die Blockade (direkte Technik) zu oder durch Bewegung von der Blockade weg (indirekte Technik).

Zwar gibt es für diese Methode noch keine tief greifenden wissenschaftlichen Wirkungsnachweise, die Behandlung zeitigt jedoch bei vielen Patienten mit unterschiedlichsten Erkrankungen – insbesondere von Muskeln und Gelenken – gute subjektive Ergebnisse. Diese Erfolge sollen, damit sie dauerhaft bestehen bleiben, durch eine gesunde Lebensweise unterstützt werden.

Trigger-Osteopraktik

Nach dieser Theorie entstehen Schmerzen bei Arthrosen und anderen Erkrankungen des Skelettsystems durch so genannte Trigger in der umgebenden Muskulatur. Der Muskel verspannt sich und übt einen ständigen Zug auf den Knochen aus, mit dem er über eine Sehne verbunden ist. Dies kann zu Reizungen der Knochenhaut und sogar zu Gelenkergüssen führen. Mit Hilfe eines speziellen Instrumentes, des Trigger-Schlüssels, fahndet der Therapeut nach solchen Triggern und

Als Trigger werden verdickte Muskelfasern bezeichnet, die sich dauerhaft zusammengezogen haben und den Schmerz in der Muskulatur aufrechterhalten.

behandelt sie anschließend, indem er die verdickten Muskelfasern mit großem Kraftaufwand auflöst. Dies geht nicht immer schmerzlos vonstatten, führt aber häufig zum Erfolg.

Zilgrei

Diese noch sehr junge Methode ist verblüffend einfach und verhilft in vielen Fällen schnell zur Besserung von Gelenk- und Rückenschmerzen.

Nachdem es sich bei Zilgrei um eine junge Methode handelt, wird sie derzeit noch recht selten angeboten.

Die Methode kann, nachdem man sie möglichst unter fachkundiger Anleitung und nicht nur aus Büchern erlernt hat, jederzeit und an jedem Ort ohne großen Aufwand selbst angewandt werden. Die Basis bildet eine tiefe Atmung, wobei jeder Ein- und Ausatmung eine Pause von fünf Sekunden folgt. Zuvor jedoch untersucht der Patient selbst, in welcher der drei Ebenen des Raumes ein Gelenk starke Beschwerden verursacht, und nimmt dann die Gegenposition in der jeweiligen Ebene ein, in der er keine Schmerzen verspürt. In dieser Haltung atmet er fünfmal langsam und mit Pausen ein und aus. Dabei entspannt sich die schmerzhaft verspannte Muskulatur, sodass eine sofortige Linderung der Beschwerden eintritt. Darüber hinaus gibt es noch zahlreiche weitere einfache und wirksame Übungen zur Schmerzbehandlung.

Pflanzliche Arzneitherapie (Phytotherapie)

Pflanzliche Arzneimittel können die Schmerzmittelbehandlung ergänzen und vor allem dazu beitragen, chemische Medikamente einzusparen und deren Nebenwirkungen so gering wie möglich zu halten. Dagegen können pflanzliche Arzneimittel die akuten Schmerzen bei einer aktivierten Arthrose allein kaum beeinflussen, hier kann und sollte man auf das stark schmerz- und entzündungshemmende Potential der chemisch definierten Medikamente nicht verzichten. Außerdem ist es nicht richtig, dass pflanzliche Mittel grundsätzlich keine Nebenwirkungen haben. So kann z. B. Arnikatinktur, wenn sie in hoher Konzentration äußerlich aufgetragen wird, zu Allergien führen. Bisher werden nur zwei pflanzliche Stoffe von der Arzneimittelbehörde (Kommission E) als geeignet angesehen, um bei innerlicher Anwendung die Schmerzen degenerativer Gelenkerkrankungen zu lindern: die Extrakte aus der Weidenrinde und der Teufelskralle.

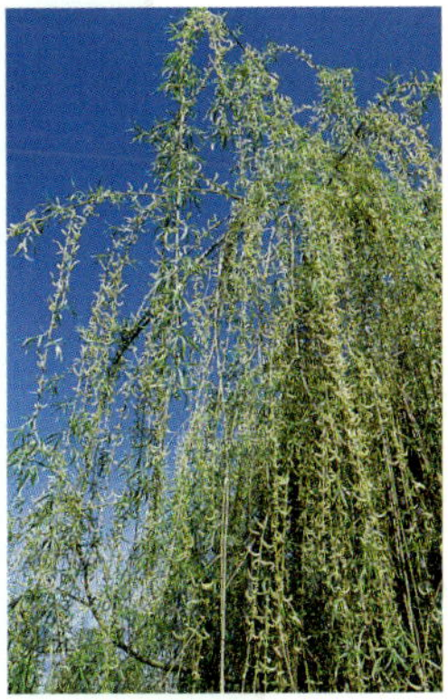

Der Wirkstoff Salicin der Weide ruft weniger Magenbeschwerden hervor als chemisch hergestellte Mittel wie die Acetylsalicylsäure.

Extrakte aus der Weidenrinde

Sie wurden aufgrund ihrer schmerzlindernden und fiebersenkenden Eigenschaften bereits im Altertum als vielseitige Heilmittel eingesetzt. Als man jedoch den in der Weidenrinde enthaltenen Wirkstoff Salicin entdeckte und ihn chemisch herzustellen begann, geriet die natürliche »Mutter« des Aspirins (Wirkstoff Acetylsalicylsäure) in Vergessenheit. Jetzt wurden spezielle Weiden gezüchtet und angepflanzt, aus denen große und weitgehend gleich bleibende Mengen des Wirkstoffs Salicin gewonnen werden.
Gegenüber dem chemischen Wirkstoff Acetylsalicylsäure hat das natürliche Salicin einen großen Vorteil: Salicin wird erst in der Leber, im Blut und am Wirkort zur schmerzlindernden Salicylsäure umgewandelt. Sie kommt also nicht mit der Magenschleimhaut in Kontakt und ruft deshalb weniger Magenbeschwerden hervor als ihre chemisch hergestellte Schwester. Außerdem hält die Wirkung von Salicin lange an, sodass es nur ein- bis zweimal täglich eingenommen werden muss.

Weitere pflanzliche Wirkstoffe

Extrakte aus der südafrikanischen Teufelskralle, wie sie z. B. in den Arzneimitteln flexi-loges® und Pagosid® enthalten sind, wirken ebenfalls entzündungshemmend und schmerzlindernd. Ihre Wirksamkeit wurde bei Rückenschmerzen in kontrollierten Studien nachgewiesen. Da diese Extrakte auch die Produktion von Magensaft anregen, dürfen sie bei Geschwüren im Magen und Zwölffingerdarm nicht angewandt werden.

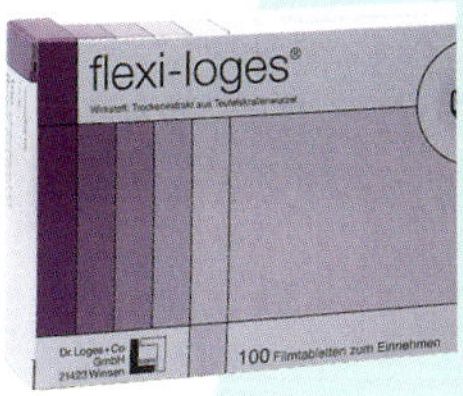

In mehreren Studien mit mehr als 2500 Patienten wurden der Therapieerfolg und die Verträglichkeit von flexi-loges® dokumentiert.

Ebenfalls schmerzlindernde Eigenschaften werden Mistelkraut, Brennnesselblättern, Mädesüßblüten und Wacholderbeeren zugeschrieben, allerdings ist die Wirkung dieser Pflanzen nicht eindeutig wissenschaftlich nachgewiesen.
Häufig eingesetzt werden Salben, Cremes, Tinkturen und Pflaster, die Kampferöl, Fichtenspitzenöl, Kiefernnadelöl, Paprikafrüchte, Cayennepfeffer und Rosmarinöl enthalten. Alle diese Substanzen regen die Durchblutung an und führen zur Entspannung verkrampfter Muskeln. Einreibungen mit Arnikaextrakten, wie sie z. B. in Arthrosenex®AR Salbe enthalten sind, wirken entzündungshemmend. Diese äußerlich angewandten pflanzlichen Arzneistoffe können aber zu Hautreizungen und selten auch zu Allergien führen.
Auf Hawaii und Polynesien wird die Frucht des Noni-Baumes seit Jahrhunderten gegen vielerlei Beschwerden eingesetzt. Unter anderem enthält die Frucht Enzyme, welche die Produktion körpereigener schmerzlindernder Stoffe anregt. Auch in Deutschland gibt es jetzt einen Extrakt aus der Noni-Frucht in der Apotheke zu kaufen.

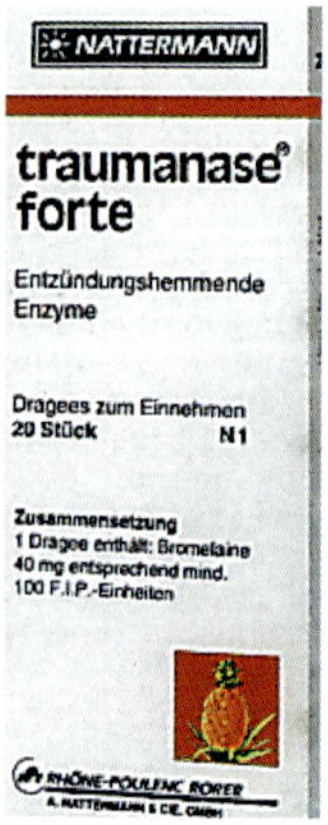

Enzyme der Ananas: traumanase®forte

Enzympräparate

Enzyme sind an allen lebenswichtigen Stoffwechselvorgängen beteiligt. Ihre Aufgabe ist es, durch Spaltung oder Zusammenführung spezieller Stoffe lebenswichtige Funktionen des Körpers in Gang zu halten.
Die Ananas enthält ganz besondere Enzyme, die Bromelaine. Sie haben die Fähigkeit, Eiweiße zu spalten, die sich in größerer Menge bei Entzündungen im Gewebe ansammeln. Diese Enzyme sind enthalten in dem Produkt traumanase® forte von Nattermann, das rezeptfrei in der Apotheke erhältlich ist. Bei akuten Gelenkbeschwerden hilft traumanase® forte, Eiweißkörper am Entzündungsort rascher abzubauen, und unterstützt so mit den Enzymen der Ananas den natürlichen Prozess der Entzündungsbekämpfung.

Homöopathie

Während in der Schulmedizin ein Symptom durch ein dem Symptom entgegenwirkendes Mittel behandelt wird (z. B. Schlafstörungen durch ein Schlafmittel), gilt in der Homöopathie der Grundsatz: Ähnliches soll durch Ähnliches geheilt werden. So führt etwa das Element Thallium in hohen Dosen zu Haarausfall. In der Homöopathie wird Thallium in sehr niedrigen Dosen, den so genannten Potenzen, zur Behandlung von Haarausfall mit Erfolg eingesetzt.
Allerdings richtet sich die Wahl eines Medikamentes in der Homöopathie nicht nur nach der Krankheit, sondern man berücksichtigt die gesamte Konstitution eines Menschen. Deshalb kann man nicht für eine Krankheit ein bestimmtes Medikament empfehlen, sondern jeder Mensch mit dieser Erkrankung erhält ein anderes. Dies hat den Vorteil, dass nicht nur ein Symptom behandelt wird, sondern die Behandlung den gesamten Gesundheitszustand des Patienten verbessern und weiteren Erkrankungen vorbeugen soll.
Neben dieser klassischen Homöopathie werden vielfach auch Arzneimittel eingesetzt, die eine feste Kombination aus homöopathischen Stoffen enthalten. Ein solches homöopathisches Präparat ist Araniforce®forte des Bio-Arzneimittelherstellers Weber & Weber, das mit homöopathischen Potenzen von Frauenmantel, Ackerschachtelhalm und Stechpalme arthrotischen Gelenkbeschwerden entgegenwirken soll.

Expertentipp

Wenn Sie eine homöopathische Behandlung anderen Therapieformen vorziehen, wenden Sie sich an einen erfahren Therapeuten, der eine klassische Ausbildung in Homöopathie absolviert hat.

Akupunktur, Akupressur und Moxibustion

Akupunktur, Akupressur und Moxibustion sind nur drei Bestandteile der traditionellen chinesischen Medizin, zu der noch eine umfangreiche Pflanzentherapie, Massage, manuelle Therapie, Ernährungstherapie und Bewegungsübungen zählen.
Die Akupunktur wird in der westlichen Medizin vor allem zur Behandlung von Schmerzen erfolgreich eingesetzt. Auch bei Arthroseschmerzen hat sie sich als äußerst wirksam erwiesen.

Selbsthilfe bei Arthrose

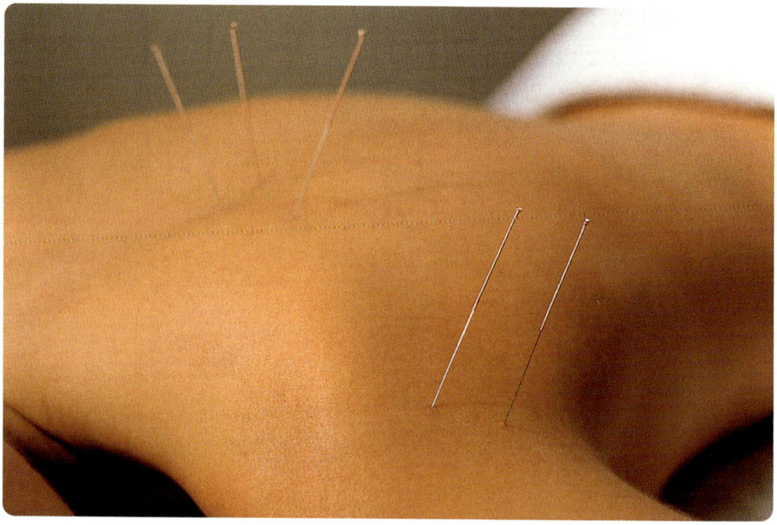

Akupunktur ist inzwischen auch im Westen ein anerkanntes Mittel zur Schmerzbekämpfung.

Bei der Akupressur werden Schmerzen und Befindlichkeitsstörungen durch Druck oder Reiben bestimmter Akupunkturpunkte gebessert. Die Wirkung ist nicht so stark wie bei der Akupunktur, dafür kann der Betroffene die Behandlung selbst durchführen, nachdem er von einem kundigen Therapeuten in der Technik angeleitet wurde.

Noch sehr wenig genutzt werden bei uns die Vorzüge der Moxibustion, die ebenfalls über den Akupunkturpunkten angewandt werden kann. Hier wird getrocknetes Beifußkraut in Form von Moxa-Kegeln, lose in Köchern oder als Moxa-Zigarre, wenige Minuten über den Akupunkturpunkten abgebrannt.

Der Vorteil der Moxibustion besteht darin, dass die Anwendung nicht strikt an bestimmte Punkte gebunden ist, sondern bereits dann Wirkung zeigt, wenn ein sehr schmerzhafter Punkt im Bereich eines arthrotischen Gelenkes oder eine größere Gelenkregion mit der Wärme, die von dem brennenden Moxa-Kraut ausgeht, behandelt wird. Daher eignet sich die Moxibustion mit der Moxa-Zigarre sehr gut für die Selbstbehandlung.

★ Expertentipp

Sprechen Sie vorab mit Ihrem Arzt, ob er eine Moxa-Therapie für sinnvoll erachtet, denn die Wärmeanwendung eignet sich nur für chronische Arthrose-Beschwerden; sie darf keinesfalls bei einem akut entzündeten Gelenk angewandt werden.

Magnetfeldtherapie

Schon Kleopatra soll einen Magneteisenstein auf der Stirn getragen haben, um die Schmach des Alterns abzuwenden. Überlieferungen aus China und Ägypten belegen, dass Magnete schon vor langer Zeit in der Heilkunde genutzt wurden. Auch heute haben Magnete wieder gesteigertes Interesse erlangt, wobei Dauermagnete ebenso wie die pulsierende Signaltherapie das Potential besitzen, Schmerzen zu lindern und die Heilung von Knochenbrüchen und von Wunden zu beschleunigen.

Nach wie vor ist das Wissen über die Wirkungsweise von Magneten bei Schmerzen und vielen anderen Krankheiten, bei denen sie noch hilfreich sein sollen, eher dürftig. Einerseits erhöhen Magneten die Durchblutung in dem Bereich, in dem sie eingesetzt werden, andererseits vermutet man, dass sie die Leitung von Schmerzimpulsen an das Gehirn blockieren. Daneben gibt es noch eine Vielzahl von Theorien, jedoch kaum kontrollierte wissenschaftliche Studien, mit denen die Effektivität der Magnettherapie klar belegt wird. Dennoch berichten viele Schmerzpatienten über eine deutliche Besserung ihrer Beschwerden durch die Magnettherapie.

Arthrose-Patienten können zur Selbsthilfe zu Hause eine Badekur machen. Dabei lindert vor allem die entpspannende Wärme des Badewassers schmerzhafte Muskelverspannungen und fördert die Durchblutung von Muskeln und Gelenken. Badezusätze wie z. B. Salhumin Rheuma-Bad® können diese Wirkung unterstützen.

Vitamine und Mineralstoffe

Mit einer ausgewogenen Ernährung erhält der Körper in der Regel genügend Vitamine, die für zahlreiche lebenswichtige Funktionen notwendig sind, aber vom Körper nicht – oder nicht in ausreichendem Maße – selbst hergestellt werden können.

Die Orthomolekularmedizin geht allerdings davon aus, dass die in der Nahrung vorhandenen Vitaminmengen zwar ausreichen, damit keine Mangelerscheinungen entstehen. Um körperliche Funktionen durch Vitamine zu verbessern, seien hingegen weit größere Vitaminmengen vonnöten, die man nur in Form von Tabletten zuführen kann. Obwohl diese Theorie nicht belegt bzw. von einigen Untersuchungen sogar in Frage gestellt wurde, gibt es Situationen, in denen der Mensch tatsächlich mehr Vitamine benötigt als im Normalfall. Dazu zählen unter anderem auch chronische oder immer wiederkehrende Entzündungen, wie beispielsweise Arthrosen, die häufig in einen akuten Reizzustand übergehen. Selbst bei der ruhenden, chronischen Arthrose entstehen im Gelenk Abbauprodukte, die eine für den Patienten zwar unmerkliche, aber vermutlich doch zur weiteren Zerstörung des Gelenkes beitragende Entzündung unterhalten.

ANTIOXIDANZIEN FANGEN FREIE RADIKALE

Bei jeder Entzündung werden so genannte freie Radikale gebildet, die heftige chemische Reaktionen eingehen und Zellstrukturen, auf die sie treffen, angreifen und sogar zerstören können. Um sich gegen diese freien Radikale zu wehren, verfügt der Körper ebenfalls über eine Vielzahl von Abwehrmitteln, die Antioxidanzien oder Radikalenfänger genannt werden. Als solche Radikalenfänger fungieren auch die Vitamine C, E und A sowie weitere Stoffe, die vor allem in Obst und Gemüse enthalten sind und sekundäre Pflanzenstoffe genannt werden.

Bei der Arthrose spielt die ausreichende Versorgung des Körpers mit Vitamin C auch deshalb eine wichtige Rolle, da dieses Vitamin für den Aufbau von Eiweißen und Geweben, also folglich auch von Knorpelgewebe, unbedingt notwendig ist. So konnte in einer Studie sogar gezeigt werden, dass Abnutzungsvorgänge im Kniegelenk weitaus langsamer fortschreiten, wenn die betroffenen Patienten größere Mengen Vitamin C erhielten. Auch Vitamin E scheint, in größeren Mengen zugeführt, nicht nur Schmerzen und Bewegungseinschränkungen bei verschiedenen Arthrosen zu verbessern, sondern auch den Verlauf der Erkrankung zu verlangsamen.
Die ausreichende Versorgung mit dem Mineralstoff Magnesium über die Nahrung ist nicht immer gewährleistet. Dies liegt daran, dass

künstlich gedüngten Böden dieses Mineral nicht zugeführt wird. Andererseits behindert das im Kunstdünger in großen Mengen vorhandene Kalium die Aufnahme von natürlichem Magnesium in die Pflanzen. Ähnliches gilt für Böden, die von Natur aus sehr kalziumreich sind. Viel Magnesium findet man auch heute noch in Kakao und Nüssen, die jedoch wegen ihres hohen Fettgehaltes nicht unbedingt zu den ersten Empfehlungen der Ernährungswissenschaftler gehören. Auch Sojaprodukte enthalten relativ viel Magnesium, sie sind aber in Mitteleuropa nicht sehr weit verbreitet.

Expertentipp

Magnesium ist für zahlreiche Prozesse in der Zelle unabdingbar; dazu gehört auch die Herstellung von Eiweißen im Knorpel und in der Gelenkflüssigkeit. Wenn Sie an Arthrose leiden, sollten Sie Magnesium zusätzlich zu ihrer gesunden Ernährung in Form von Tabletten zuführen.

	VITAMIN C	VITAMIN E	MAGNESIUM
natürliches Vorkommen	*Schwarze Johannisbeeren, Kiwi, Erdbeeren, Zitrusfrüchte, Paprika, Petersilie, Kohlgemüse, Kartoffeln*	*Pflanzliche Öle, kaltgepresste Samenöle, Weizenkeime, Vollkornprodukte, Blattgemüse*	*Kakao, Mandeln, Sojaprodukte, Haselnüsse, Walnüsse, Pinienkerne, Vollkornprodukte, Datteln, Feigen, Hülsenfrüchte*
von der Gesellschaft für Ernährung empfohlene Tagesdosis	*100 mg*	*12–14 mg*	
möglicherweise gesundheitsfördende Tagesdosis	*1000–3000 mg*	*400 mg*	*300–600 mg*

Mit der Arthrose leben

Um mit einer Arthrose zu leben, und zwar gut und zufrieden, müssen und können Sie viel für sich selbst tun, aber Sie brauchen auch einen guten Arzt, zu dem Sie ein vertrauensvolles, partnerschaftliches Verhältnis aufbauen.

Erwarten Sie keine Wunder!

Damit Sie mit Ihrem Arzt richtig gut arbeiten können, ist es wichtig, dass Sie und Ihr Arzt die beiden schlimmsten Vorurteile aufgeben, die eine wirksame Behandlung der Arthrose behindern.

»Da kann man nichts machen« ist ein verhängnisvoller Satz, den heute kein Arzt mehr gegenüber seinem Arthrosepatienten äußern darf. Die Realität sieht aber leider anders aus. Noch immer gibt es Ärzte, die dieses Vorurteil nicht nur kundtun, sondern auch danach handeln. Kommt ein von Schmerzen gebeugter Arthrosepatient zu ihnen, drücken sie ihm ein Rezept für ein Schmerzmittel in die Hand und verabschieden sich mit dem Satz: »Das ist eine Abnutzungserscheinung, da kann man nichts machen.«

! Vorsicht

Wenn Sie einem Arzt begegnen, der Ihnen sagt, bei einer Arthrose könne man nichts machen, dann vertrauen Sie diese Krankheit schnellstens einem anderen an.

Sicherlich kann eine Arthrose nicht geheilt werden, aber behandeln kann man sie in den meisten Fällen sehr gut. Mit all den oben beschriebenen Maßnahmen, vor allem der Selbsthilfe durch angemessene Bewegung, Vermeiden von Überlastung, Schutz vor Verletzungen und einem gehörigen Maß an Lebensfreude lässt sich diese chronische Krankheit sehr wohl in den Griff bekommen. Und reichen all diese Dinge nicht aus, gibt es Hilfe aus der Apotheke oder auch eine Operation, die den Schmerz nimmt und die Beweglichkeit wieder vergrößert.

Mit dem zweiten Vorurteil machen sich manche Patienten selbst das Leben schwer: »Die Ärzte taugen alle nichts, die können doch nichts dagegen tun.« Auch diese Einschätzung dürfte auf dem Irrglauben beruhen, dass jede Form von Behandlung nur dann sinnvoll ist, wenn sie zu einer Heilung führt. Fatal an diesem Vorurteil ist auch, dass die Verantwortung für jegliche Form von Krankheit und Missbefinden den Ärzten überlassen wird. Wer so denkt, ist natürlich wenig motiviert, selbst etwas für sein Wohlergehen zu tun und daran zu arbeiten, mit einer Krankheit gut zu leben.

Ein vertrauensvolles Verhältnis zwischen Patient und Arzt ist eine wichtige Basis, um aktiv miteinander an der Besserung einer Arthrose arbeiten zu können.

Die Verantwortung für sein Leben trägt jeder Mensch ganz alleine, das gilt auch für den Krankheitsfall. Der Arzt kann nur ein Berater sein, der mit seinem Fachwissen dem Patienten alle Möglichkeiten zum besten Umgang mit der Krankheit aufzeigt. Schuld daran, dass eine Arthrose, deren Verlauf naturgemäß chronisch ist, nicht wieder völlig verschwindet, ist niemand – weder der Arzt noch der betroffene Patient. Die einzige Möglichkeit für den Betroffenen, den Verlauf der Krankheit zu verlangsamen und die durch sie verursachten Beschwerden so erträglich wie möglich zu halten, liegt darin, die Krankheit zu akzeptieren, mit ihr zu leben und aktiv gegen ihre möglichen Folgen anzugehen. Wer dabei einen Arzt hat, der ihm vertrauensvoll und partnerschaftlich mit Rat und Tat zur Seite steht, hat schon fast gewonnen. Allerdings dürfen Sie von Ihrem Arzt nicht mehr erwarten, als er naturgemäß tun kann.

Welcher Arzt erkennt und behandelt eine Arthrose am besten?

Wenn Sie unter Gelenkbeschwerden leiden, werden Sie vermutlich zunächst zum Hausarzt gehen. Das ist die beste Lösung, denn der Hausarzt ist der Mediziner, den Sie schon längere Zeit kennen und zu dem Sie Vertrauen haben. Idealerweise wird Ihr Hausarzt auch durch die ersten Untersuchungen eine Arthrose als Ursache Ihrer Beschwerden vermuten. Allerdings wird er Sie dann früher oder später zu einem Orthopäden überweisen, der über das größte Fachwissen bezüglich der Diagnose und der Behandlung einer Arthrose verfügt.

Dieser kann Ihr schmerzendes Gelenk röntgen oder Sie eventuell weiter zu einer Computertomographie bzw. Kernspintomographie in ein spezielles Röntgeninstitut überweisen. Auch eine Gelenkspiegelung (Arthroskopie) führt der Orthopäde meist in seiner Praxis oder in einer Klinik selbst durch.

Zunächst einmal sollten Sie jedoch beim Verdacht auf eine Arthrose bei den einfachen diagnostischen Mitteln bleiben und eine Arthroskopie nur dann durchführen, wenn dies auch wichtige Konsequenzen für Sie hat. Schließlich bedeutet auch die Spiegelung des Gelenkes einen invasiven Eingriff. Zudem wird sie in Narkose durchgeführt, was ebenfalls nicht völlig risikolos ist, insbesondere für ältere Patienten, die meist noch an weiteren Krankheiten leiden.

Auch bei einem Gespräch mit Betroffenen, z. B. in einer Selbsthilfegruppe, oder im Gespräch mit einem Fachmann bei der Arthrose-Hilfe oder der Rheuma-Liga bekommen Sie klare Antworten auf Ihre ganz persönlichen Fragen.

Wenn Sie das Gefühl haben, der von Ihrem Hausarzt empfohlene oder von Ihnen aufgrund anderer Kriterien ausgesuchte Orthopäde ist nicht der richtige Ansprechpartner für Sie, scheuen Sie sich nicht, einen anderen aufzusuchen. Auch wenn die meisten orthopädischen Praxen vor lauter Ansturm aus den Nähten platzen, haben Sie ein Recht auf ein ausführliches erklärendes Gespräch mit Ihrem Arzt, zu dem er sich ein wenig Zeit nehmen sollte.

Woran erkennen Sie einen guten »Arthrose-Arzt«?

Ein guter Arzt vereinigt exzellentes Fachwissen mit einem partnerschaftlichen Umgang mit seinen Patienten. Dies ist jedoch in der Realität oft ein Problem, denn viele Experten haben oder nehmen sich kaum genügend Zeit für die Bedürfnisse Ihrer Patienten. Und umgekehrt ist der menschlich liebenswerte Kollege nicht immer auf dem neuesten Stand der wissenschaftlichen Erkenntnisse.

Bevor Sie die Nadel im Heuhaufen suchen, können Sie vielleicht den Kompromiss eingehen, dass Sie einen hochkarätigen orthopädischen Fachmann (oder eine Fachfrau) aufsuchen, die geplanten diagnostischen und therapeutischen Schritte aber immer noch einmal mit Ihrem Hausarzt bzw. Ihrer Hausärztin durchsprechen, dem/der Sie vertrauen und der/die Ihre Bedürfnisse und Ihre Begleiterkrankungen genau kennt.

Dennoch sollte auch der Experte

- ausreichend Zeit für Sie haben, wenn es notwendig ist,
- Ihnen die Befunde verständlich erklären,
- Ihre persönlichen Beschwerden höher bewerten als das Röntgenbild,
- Ihre Wünsche respektieren,
- mit Ihnen zusammen einen Behandlungsplan ausarbeiten,
- Ihre Lebensbedingungen, Begleiterkrankungen und Vorlieben in die Behandlung mit einbeziehen.

Wenn diese Voraussetzungen nicht gegeben sind, dann müssen Sie sich einen anderen Spezialisten suchen, denn solche Defizite kann auch der beste Hausarzt nicht auffangen. Schließlich ist es Ihr Körper, den Sie dem Fachmann anvertrauen müssen – und dazu brauchen Sie Vertrauen, Respekt und ein Gefühl der Sicherheit.

Wo finden Sie den besten Operateur?

Wenn Ihr Hüft- oder Kniegelenk – oder auch andere Gelenke – derart abgenutzt ist, dass das Gelenk ständig schmerzt und Ihnen kaum mehr eine Bewegung ermöglicht, ist es an der Zeit, an eine Operation zu denken. Zuvor sollten sie jedoch jede andere Behandlungsmöglichkeit ausgeschöpft haben, zumal künstliche Gelenke nur eine begrenzte Lebensdauer haben und man sie daher erst so spät wie möglich einsetzen möchte.

Bis es so weit ist, werden Sie wohl schon einige Jahre mit Ihrer Arthroseerkrankung gelebt haben, wobei Sie von Ihrem Hausarzt und einem ebenso kundigen wie zugewandten Orthopäden betreut wurden. Mit diesen Ärzten zusammen werden Sie nun auch die

Operation planen, und von ihnen bekommen Sie auch den Operateur genannt, den beide – vor allem der Orthopäde – für gut erachten. Allerdings sollten Sie bei einem solchen Eingriff nicht darauf verzichten, weitere Meinungen einzuholen. Da für Sie sicher ohnehin nur die umliegenden Krankenhäuser, in denen Gelenkoperation durchgeführt werden, in Betracht kommen, wenden Sie sich am besten an eine örtliche Selbsthilfegruppe. Dort finden Sie bestimmt einige Arthrosepatienten, die den künstlichen Gelenkersatz schon hinter sich haben. Von ihnen können Sie erfahren, wie gut sie sich in der behandelnden Klinik betreut gefühlt haben. Aber Sie erfahren noch mehr, nämlich worauf Sie bei Ihrer Suche nach dem besten Operateur sowie in der Zeit nach der Operation achten müssen.

Auch gemeinnützige Vereine wie die Arthrose-Hilfe und die Rheuma-Liga beraten Sie, bei welchem Operateur gerade Sie mit Ihrem Problem am besten aufgehoben sind. Fragen Sie auch Betroffene in Ihrem Bekanntenkreis, Ihre Krankengymnastin, Ihren Sporttherapeuten sowie weitere Ärzte, die Sie konsultieren müssen, welchen Operateur sie Ihnen empfehlen würden, und vergessen Sie nicht zu fragen, warum!

Schöpfen Sie vor einer Operation alle Möglichkeiten aus, sich eingehend zu informieren. So haben Sie selbst mehr Einfluss auf das weitere Vorgehen und können eigene Wünsche (z. B. bezüglich des Operateurs) umsetzen.

Dann können Sie sich ein Bild machen, welche Möglichkeiten es gibt, und wie diese Möglichkeiten von Ihrer Umwelt bewertet werden. Wenn Sie eine andere Wahl treffen möchten, als Ihr Hausarzt oder Haus-Orthopäde es Ihnen empfohlen haben, sprechen Sie diese Wahl und Ihre Argumente dafür mit Ihren Ärzten noch einmal durch.

Verzagen Sie nicht, wenn Sie nach der Operation und der langen Zeit im Krankenhaus noch einmal zu einer Anschlußheilbehandlung geschickt werden. Diese Kliniken sind auf die Nachbehandlung nach orthopädischen Operationen spezialisiert, und alle dort arbeitenden Menschen werden sich damit beschäftigen, dass Sie nach der Operation so schnell und so gut wie möglich wieder auf die Beine kommen. Sie erhalten jede für Sie sinnvolle Bewegungstherapie, Massagen, Wärmeanwendungen, Elektrotherapie, aber auch psychologische

Unterstützung sowie Gesundheits- und Ernährungsberatungen. Außerdem wird man versuchen, Sie darauf vorzubereiten, dass Sie Ihre alte Berufstätigkeit wieder aufnehmen können, oder wenn das nicht möglich ist, eine Umsetzung innerhalb der Firma oder eine Umschulung einzuleiten.

Selbsthilfegruppen

Selbsthilfegruppen sind für Menschen, die an einer Arthrose – oder auch an einer anderen Krankheit leiden – eine wertvolle Hilfe. In einer Selbsthilfegruppe können Sie mit anderen Betroffenen Erfahrungen und Informationen austauschen, nach denen Sie sonst möglicherweise lange suchen müssten. Hier treffen Sie sich mit Menschen, die zu Experten Ihrer Krankheit geworden sind und ein besseres und tieferes Verständnis für Ihre Probleme aufbringen als so manche »Professionelle«, die Schmerzen nur aus dem Lehrbuch bzw. den Schilderungen Ihrer Patienten kennen.

Gerade in Selbsthilfegruppen können Sie von anderen Menschen, die vielleicht stärker beeinträchtigt sind als Sie, erfahren, wie gut sich mit einer solchen Krankheit das Leben meistern lässt.

Wo Sie in Ihrer Nähe eine solche Selbsthilfegruppe finden können, erfahren Sie bei der Nationalen Kontakt- und Informationsstelle zur Unterstützung von Selbsthilfegruppen (NAKOS, Adresse siehe Anhang). Diese Organisation unterstützt Sie auch darin, eine Selbsthilfegruppe zu gründen, falls es in Ihrer Nähe noch keine gibt.

Eine andere Form der Selbsthilfe finden Sie in so genannten Arthrosegruppen, die – nach dem Vorbild der Koronargruppen für Herzpatienten – vor allem von Volkshochschulen angeboten werden. Dort treffen sich Menschen mit Arthrose einmal wöchentlich, um unter Anleitung eines/einer speziell ausgebildeten Bewegungstherapeuten/in ein etwa einstündiges Bewegungsprogramm zu absolvieren und anschließend in einem Gespräch untereinander und mit dem betreuenden Arzt Informationen auszutauschen. Wo es solche Gruppen gibt, sagt Ihnen der Deutsche Volkshochschulverband in Bonn. Die Adresse finden Sie ebenfalls im Anhang dieses Buches.

Tipps für den Alltag

Arthrose und Beruf

Ob und inwieweit ein Mensch mit Arthrose in seinem Beruf weiter arbeiten kann oder nicht, lässt sich in dem jeweiligen Fall immer nur ganz individuell klären. Dabei kommt es nicht nur auf die persönlichen Beschwerden und die Belastung durch den Beruf an, sondern ganz besonders darauf, wie sehr ein Mensch sich durch die Arbeit verwirklicht sieht und welche soziale Stellung er durch den Beruf gewonnen hat. Umgekehrt muss jeder, der eine Beendigung seiner Tätigkeit erwägt, darüber nachdenken, welchen sozialen und finanziellen Abstieg er dadurch möglicherweise in Kauf nehmen muss. Denn aufgrund einer schmerzhaften Hüft- oder Kniegelenksarthrose wird dem Betroffenen noch keine Erwerbsunfähigkeit gewährt, sofern er sonst weitgehend gesund ist.

Deshalb ist es besser, von Anfang an der beruflichen und gesundheitlichen Situation realistisch ins Auge zu sehen, bevor Sie möglicherweise zu rasch und unüberlegt das Falsche tun. Sprechen Sie, wenn immer es möglich ist, mit Ihrem Chef und Ihren Kollegen über Ihre Krankheit. Signalisieren Sie Ihnen, dass Sie trotz einiger Einschränkungen Ihren Beruf weiter gerne ausüben möchten. Bitten Sie Ihre Kollegen um Verständnis, wenn Sie schweres Tragen und Heben oder ständige Montagearbeiten über Kopf nur noch selten ausführen können. Zeigen Sie Ihre Bereitschaft, im Gegenzug andere Arbeiten zu übernehmen.

Wenn Sie aufgrund einer Arthroseerkrankung den Anforderungen Ihres Berufs nicht mehr gerecht werden können, jedoch gerne weiter arbeiten würden, sollten Sie dies offen mitteilen und gemeinsam mit Ihrem Chef und auch den Kollegen nach Lösungen suchen.

Wenn Sie in einem großen Betrieb tätig sind, sollten Sie mit dem Betriebsarzt darüber sprechen, welche Möglichkeiten es gibt, Ihren jetzigen Arbeitsplatz gegen einen anderen mit leichterer Tätigkeit einzutauschen. Entscheiden Sie sich auch hier nicht zu schnell, sondern wägen Sie ab, ob Sie überhaupt dazu bereit sind, eine völlig andere Arbeit zu übernehmen. Ist eine Umsetzung nicht möglich, erkundigen Sie sich danach, welche Hilfsmittel Ihre Tätigkeit eventuell leichter machen und Ihre erkrankten Gelenke entlasten könnten. Melden Sie sich bei betrieblichen Fortbildungen, die Sie möglicherweise zu einer anderen Tätigkeit befähigen, bei der Ihre Gelenke stärker geschont werden.

Ist der Betrieb, in dem Sie arbeiten, sehr klein, oder lässt sich aus anderen Gründen kein geeigneter Arbeitsplatz für Sie finden, erkundigen Sie sich danach, welche Möglichkeiten zu einer Umschulung für Sie existieren. Ob eine Umschulung vom Arbeitsamt bewilligt und finanziert wird, hängt von Ihrem Alter, Ihrer Ausbildung, den bisherigen Berufserfahrungen und der Lage auf dem Arbeitsmarkt ab. Auch hier ist es günstig, wenn Sie in eigener Initiative bereits einen Kurs bei der Volkshochschule buchen, der meist nicht sehr teuer ist und die Chance bietet, Sie auf den Weg in eine neue Berufstätigkeit zu führen.

Falls alle diese Möglichkeiten nicht bestehen sollten, Ihr schon fortgeschrittenes Alter es zulässt und es für Sie keinen zu großen Einschnitt in Ihre Lebensplanung bedeutet, können Sie auch einen Rentenantrag stellen. Klären Sie die Chancen einer Berentung mit einem Rentenberater, den Sie bei Ihrer Rentenversicherung finden, oder dem VDK (Verband der Kriegs- und Wehrdienstopfer, Behinderten und Sozialrentner Deutschlands, Adresse siehe Anhang).

Wird Ihr Antrag auf Rente genehmigt, sollte dies für Sie kein Anlass dazu sein, in Untätigkeit oder gar Depressionen zu verfallen. Pflegen Sie weiterhin soziale Kontakte, bleiben Sie körperlich und geistig aktiv, und suchen Sie sich eine Tätigkeit, der Sie freiberuflich oder ehrenamtlich nachgehen können. Vielleicht stellen Sie Ihre Erfahrungen mit der Krankheit einer Selbsthilfegruppe zur Verfügung, oder Sie gründen mit anderen Arthrosepatienten eine solche Gruppe. Auch wenn Ihnen möglicherweise ein Teil Ihres Honorars wieder von Ihrer Rente abgezogen wird, sollten Sie nicht auf eine Beschäftigung verzichten, so lange Sie Ihnen Spaß macht und Sie körperlich und geistig frisch erhält.

Schwerbehindertenausweis – sein Für und Wider

Wenn Sie unter einer Arthrose leiden, die zu einer bleibenden Behinderung z. B. aufgrund einer größeren Bewegungseinschränkung in einem oder mehreren Gelenken geführt hat, können Sie einen Antrag auf Feststellung einer Behinderung bei Ihrem zuständigen Versorgungsamt stellen. Der Status eines (Schwer-)Behinderten hat zwar einige Vorteile, birgt aber in wirtschaftlich und sozial schwierigen Zeiten auch einige Gefahren in sich – ganz abgesehen davon, dass viele Menschen mit Arthrose sich zu Recht nicht krank und schon gar nicht behindert fühlen.

Der Vorteil der Feststellung einer Schwerbehinderung liegt vor allem im Kündigungsschutz, der nach sechsmonatiger Dauer des Arbeitsverhältnisses eintritt. Wird der Grad der Behinderung auf weniger als 50 Prozent, aber auf mehr als 30 Prozent eingestuft, so können Sie auf Antrag Schwerbehinderten (mit mindestens 50 Prozent GdB = behördlich festgestellter Grad der Behinderung) gleichgestellt werden. Auch Gleichgestellte sind vor einer Kündigung geschützt, haben aber keine sonstigen Vorteile.

Daneben haben Schwerbehinderte mit einem Grad der Behinderung ab 50 Prozent Anspruch auf eine zusätzliche Urlaubswoche (ohne weiteres Urlaubsgeld). Dies gilt allerdings nur dann, wenn der Betrieb nicht ohnehin mehr Urlaub gewährt als gesetzlich vereinbart. Schwerbehinderte dürfen außerdem keine Überstunden leisten, wenn sie dies nicht ausdrücklich selbst wünschen. Außerdem erhalten Schwerbehinderte Steuerfreibeträge, deren Höhe vom Grad der Behinderung bestimmt wird.

Gegen all diese Vorteile sollten Sie die Nachteile der Feststellung der Behinderung abwägen. Sind Sie arbeitslos oder wollen Sie in Ihrem Beruf noch eine höhere Position erreichen, dann kann der Behindertenausweis Ihnen im Wege stehen. Denn Sie müssen in einem

Vorstellungsgespräch Ihrem zukünftigen Arbeitgeber Ihre Behinderung auf dessen Nachfrage mitteilen. Versäumen Sie dies, kann er den Arbeitsvertrag wegen arglistiger Täuschung sofort auflösen, sobald er von Ihrer Behinderung erfährt. Allerdings müssen Sie den Arbeitgeber dann nicht über Ihre amtlich festgestellte Behinderung informieren, wenn er nicht danach fragt und Ihre Arbeitsleistung dadurch nicht beeinträchtigt ist.

Eine bestehende Behinderung muss einem zukünftiger Arbeitgeber auf dessen Nachfrage hin mitgeteilt werden.

Seien Sie nicht enttäuscht, wenn der behördlich festgestellte Grad der Behinderung (GdB) viel niedriger ausfällt, als Sie es erwartet haben. So hinterlässt z. B. die Operation bei vielen Patienten mit künstlichem Hüftgelenk verständlicherweise einen starken Eindruck von Krankheit, wobei sie jedoch außer Acht lassen, dass dieser Eingriff durchgeführt wurde, um ihren Gesundheitszustand zu verbessern. In der Regel wird der künstliche Gelenkersatz der Hüfte mit einem Gdb von 20 Prozent eingestuft.

Hausarbeit mit Arthrose

Ganz anders als bei einer Berufstätigkeit besteht für eine Hausfrau keine Möglichkeit, um Rente einzugeben. Und oft wird von den Familienangehörigen unterschätzt, wie umfangreich und schwer die Arbeiten im Haushalt sein können. Ganz unabhängig von dem oder den Gelenken, die von der Arthrose betroffen sind, sollten Sie diese Gelenke nicht unnötig durch schweres Tragen belasten. Nehmen Sie zum Einkaufen einen kleinen Wagen auf Rollen mit, oder gehen Sie lieber öfter zum Lebensmittelgeschäft. Dabei nutzen Sie auch gleich den Fußweg, um Ihre Gelenke zu bewegen, ohne sie zu überlasten. Lassen Sie sich Getränke, auch wenn es etwas teurer ist, von einem Getränkedienst nach Hause liefern. Mittlerweile gibt es auch Lebensmittelgeschäfte, die Ihnen die Ware, meist gegen einen Pauschalbetrag von 10 bis 20 Mark, nach Hause bringen.

Gehen Sie bei allen Arbeiten besonnen und langsam vor. Räumen Sie die Geschirrspülmaschine z. B. im Sitzen aus, wenn Ihnen die

gebückte Haltung starke Schmerzen im Rücken und in den Hüften verursacht. Räumen Sie dann die gestapelten Teller nicht im großen Stoß, sondern in kleineren Einheiten in den Schrank. Auch sollten Sie längere Arbeiten im Stehen unterbrechen, indem Sie ab und zu ein wenig umhergehen oder einige leichte gymnastische Übungen machen. Benutzen Sie außerdem im Handel erhältliche Hilfsmittel, um Flaschen oder Gläser zu öffnen – das schont vor allem Ihre Finger und Handgelenke.
Überlegen Sie sich, ob Sie tatsächlich alles bügeln müssen, wie Sie es bisher getan haben. Wenn Ihnen das Bügeln große Probleme bereitet, können Sie die Wäsche von einem Heißmangelberieb abholen und wieder bringen lassen.

Reisen mit Arthrose

Ein paar Wochen im sonnigen Süden sind für einen Arthrosepatienten nicht nur eine wunderbare Erholung – auch die Beschwerden in den betroffenen Gelenken verschwinden in einem gleichbleibend trocken-warmen Klima oftmals völlig. Und diese Beschwerdefreiheit hält auch nach der Rückkehr in unsere unbeständige Witterung oft noch monatelang an. Manche Menschen lieben jedoch auch die trockene Kälte im Winter, allerdings bereiten feuchte Kälte und ständige Wetterwechsel den meisten Arthrosepatienten starke Beschwerden. Steuern Sie jedoch keine zu exotischen und zu heißen Zonen an, damit nicht bereits die Umstellung auf das ungewohnte Klima Ihnen Stress bereitet. Wählen Sie lieber einen warmen Ort in einer gemäßigten Zone aus, den Sie auch ohne allzu lange Anreise gut erreichen.
Wenn Sie mit dem Auto fahren, dann legen Sie alle zwei Stunden eine Pause ein, vertreten Sie sich die Beine, und bewegen Sie den ganzen Körper einmal durch, bevor Sie weiterfahren. Schlimmstenfalls können Sie durch eine übertrieben lange Autofahrt eine aktivierte

Arthrose provozieren. Oftmals ist es günstiger, mit dem Zug zu fahren, in dem Sie ab und zu aufstehen und umhergehen können. Bei weiten Strecken können Sie sich im Schlaf- oder Liegewagen ausstrecken. Flüge verkürzen eine Reise um ein Vielfaches, allerdings wird dieser Vorteil wieder aufgehoben, wenn man ein sehr fernes Ziel ansteuert. Und gerade im Flugzeug sitzt man sehr eingeengt und kann seine Glieder nur wenig bewegen.
Am Urlaubsort angekommen, sollten Sie vor allem auf Entspannung und Erholung die größte Betonung legen, anstatt durch sportliche Betätigungen, anstrengende Ausflüge oder strapaziöse Besichtigungen Ihre Nerven und Gelenke zu quälen. Wenn Sie im Urlaub Sport treiben wollen, dann sollten Sie diese Bewegungsform bereits zu Hause längere Zeit trainiert haben. Halten Sie sich aber zurück, nach einem Jahr auf dem Bürosessel oder Autositz als bester Windsurfer oder schnellster Skiabfahrtsläufer am Urlaubsort zu glänzen. Planen Sie vor und nach der Reise jeweils mindestens einen Puffertag ein, damit Sie sich nicht überlasten.

Wohin zur Kur mit Arthrose?

Wenn Sie Ihren Urlaub gleich an einem Ort verbringen wollen, an dem Sie Natur genießen und gleichzeitig etwas für Ihre Gelenke tun können, dann fahren Sie am besten in eine Kurklinik oder ein Kurhotel. Erkundigen Sie sich vorher bei der ausgewählten Klinik, ob sie die für Sie erforderlichen Behandlungen überhaupt anbietet und auch sonst Ihren Wünschen entspricht. Sprechen Sie auch mit Ihrem Arzt darüber, ob er einen Aufenthalt in einer solchen Kurklinik für geeignet hält.

Die folgende Liste von Kurkliniken erhebt keinerlei Anspruch auf Vollständigkeit. Sie ist vielmehr dazu gedacht, Ihnen erste Anregungen zu geben, wo Sie solche Einrichtungen finden können.

Kurkliniken

Rheumaklinik Bad Bramstedt
Oskar-Alexander-Str. 26
24576 Bad Bramstedt
Tel. 0 41 29-9 00

Fachklinik Bad Bentheim
Am Bade
48455 Bad Bentheim
Tel. 0 59 22-7 40

Klinik Porta Westfalica GmbH
Fachabteilung für Orthopädie, Rheuamtologie, Unfallchirurgie und Sportmedizin
Rehabilitationsklinik
Steinstr. 65
32547 Bad Oeynhausen
Tel. 0 57 31-18 50

Rheumaklinik Aachen
Burtscheider Markt 24
52066 Aachen
Tel. 02 41-60 96 01

Rehabilitationsklinik Rabenstein
Orthopädische Abteilung
Kurstr. 38 – 42
63667 Nidda – Bad Salzhausen
Tel. 0 60 43-80 60

Rehaklinik Aukammtal
Fachklinik für Orthopädie, Rheumatologie, Sportmedizin
Leibnitzstr. 25
65191 Wiesbaden
Tel. 06 11-57 10

Reha- und Kurklinik St. Urban
Sebastian-Kneipp-Str. 13
79104 Freiburg
Tel.: 07 61-2 10 70

Theresien-Klinik
Orthopädisch-rheumatologische Abteilung
Herbert-Hellmann-Allee 11
79189 Bad Krozingen
Tel. 0 76 33-40 40

Birkle-Klinik Überlingen am Bodensee
Fachklinik für Innere Medizin und Orthopädie
Obere-St.-Leonhard-Str. 55
88662 Überlingen
Tel. 0 75 51-80 30

Kliniken Harthausen
Krankenhaus und Kurklinik, Rheumafachklinik
Dr.-Wilhelm-Knarr-Weg 1 – 3
83043 Bad Aibling
Tel. 0 80 61-9 00

Fachklinik Enzensberg
Orthopädische Abteilung
Kur- und Reha-Fachklinik
Höhenstr. 54
87629 Hopfen am See
Tel. 0 83 62-120

Klinik Bavaria
Klinik für Orthopädie, Physikalische und Rehabilitative Medizin
Von-der-Tann-Str. 18 – 22
97688 Bad Kissingen
Tel. 09 71-82 97 25

Wichtige Adressen

Deutsche Arthrose-Hilfe e. V.
Postfach 11 05 51
60040 Frankfurt
Tel. 0 68 31-94 66 77
Fax 0 68 31-94 66 78

Deutsche Rheuma-Liga e. V.
Maximilianstr. 14
53111 Bonn
Tel. 02 28-76 60 60
Internet: www.rheuma-liga.de

Deutsche Schmerzhilfe e. V.
Woldsenweg 3
20249 Hamburg

Deutscher Volkshochschul-Verband e. V.
Obere Wilhelmstr. 32
53225 Bonn
Tel. und Fax 02 28-9 75 69 20
Internet: www.vhs.de

Haus der 1000 Alltagshilfen
Salzstr. 23
79098 Freiburg
Tel. 07 61-2 02 55 28
Internet: www.1000 Alltagshilfen.de

NAKOS
Nationale Kontakt- und Informationsstelle zur Unterstützung von Selbsthilfegruppen
Albrecht-Achilles-Str. 65
10709 Berlin
Tel. 0 30-8 91 40 0
Fax 0 30-8 91 40 14

VDK
Verband der Kriegs- und Wehrdienstopfer, Behinderten und Sozialrentner Deutschlands e.V.
Wurzerstr. 4a
53175 Bonn
Tel. 02 28-8 20 93 0
Fax 02 28-8 20 93 43
Internet: www.vdk.de

KOSTENLOSE AKTUALISIERUNG IM INTERNET

Alle Informationen, die Sie im »Aktuellen Service« finden, und viele News zum Thema bereiten wir für Sie ständig aktuell im Internet auf. In diesem Buch finden Sie eine Postkarte mit Ihrer persönlichen Registrierungsnummer. Wählen Sie im Internet die Adresse www.almeda.de an. Klicken Sie hier in die Rubrik »Bibliothek«, und geben Sie die Registrierungsnummer ein. Nennen Sie außerdem ein beliebiges Codewort, mit dem Sie in Zukunft immer direkten Zugang zu den aktuellen Informationen erhalten. Die Registrierungsnummer benötigen Sie dann nicht mehr.

Behandlungskosten

In der nachfolgenden Tabelle sind die ungefähren Kosten für alternative Behandlungen, Entspannungsmethoden etc. aufgeführt.

METHODE	UNGEFÄHRE KOSTEN PRO SITZUNG (30 – 90 MIN.)	KOSTEN-ÜBERNAHME DURCH GESETZ-LICHE KRANKEN-KASSEN	ANMERKUNG
Yoga	*20 – 50 Mark*	*in Einzelfällen Kostenbeteiligung möglich*	*Günstige Kurse bieten die Volkshochschulen an*
Tai Chi und Qi Gong	*30 – 50 Mark*	*in Einzelfällen Kostenbeteiligung möglich*	*Günstige Kurse bieten die Volkshochschulen an*
Feldenkrais	*Gruppe: 20 – 35 Mark Einzelbehandlung 90 – 150 Mark*	*in Einzelfällen Kostenbeteiligung möglich*	*Günstige Kurse bieten die Volkshochschulen an*
Osteopathie	*60 – 150 Mark*	*in Einzelfällen Kostenbeteiligung möglich*	
Trigger-Osteopraktik	*120 – 500 Mark*	*in Einzelfällen Kostenbeteiligung möglich*	
Zilgrei	*50 – 150 Mark*	*z. Zt. selten*	
Akupunktur	*60 – 150 Mark*	*Kostenbeteiligung zur Schmerzbehandlung auf Antrag möglich, wenn alle anderen Methoden erfolglos waren*	*Große Qualitätsunterschiede möglich, als beste Anbieter gelten Ärzte mit vollständiger Ausbildung in traditioneller chinesischer Medizin*
Pulsierende Signatherapie	*Etwa 150 Mark*	*Kostenbeteiligung möglich*	
Vitamine und Mineralstoffe	*1000 mg Vitamin C + 400 mg Vitamin E + 300 mg Magnesium: ab 1 Mark pro Tag*	*Gelten nicht als Medikamente und werden daher nicht von den gesetzlichen Kassen erstattet*	

Glossar

Antirheumatika	Schmerz- und entzündungshemmende Medikamente zur Behandlung von Gelenkschmerzen
Arthrodese	Gelenkversteifung
Arthrose	Gelenkabnutzung, degenerative Gelenkerkrankung
Arthroskopie	Gelenkspiegelung
Chondroprotektiva	knorpelschützende bzw. knorpelaufbauende Medikamente
Chondrozyten	Knorpelzellen
Coxarthrose	Hüftgelenksarthrose
Endoprothese	Künstlicher Gelenkersatz aus körperfremdem Material
Gonarthrose	Kniegelenksarthrose
Meniskus	Bindegewebige Scheibe oder Ring zwischen zwei (oder mehreren) Knochen in einem Gelenk
Omarthrose	Schultergelenksarthrose
Osteophyten	Randwülste an den Übergängen zwischen Knochen und Gelenk
Osteoporose	Verminderung der Knochensubstanz mit erhöhter Knochenbrüchigkeit
Punktion	Einstechen mit einer Hohlnadel in ein Gelenk, ein Blutgefäß, eine Körperhöhle oder ein Organ
Rhizarthrose	Daumengrundgelenksarthrose
Synovektomie	Entfernung der Innenhaut einer erkrankten Gelenkkapsel
Synovia	Gelenkflüssigkeit
Tapeverband	Stützverband aus festen, klebenden Binden und Pflastern
Totalendoprothese	Künstliches Gelenk mit Ersatz beider Gelenkanteile

Die Autorin:

Dr. med. Gabi Hoffbauer ist Fachärztin für Innere Medizin mit Schwerpunkt Herz-Kreislauf-Erkrankungen, Ganzheits- und Präventivmedizin. Sie arbeitet als Gesundheitsberaterin, betreut mehrere Koronargruppen, leitet Seminare zur Gesundheitsvorsorge und -verbesserung und ist als Autorin, Redakteurin und freie Journalistin für verschiedene Verlage und Zeitschriften tätig.

Wichtiger Hinweis

Die im Buch veröffentlichten Ratschläge wurden mit größter Sorgfalt von Verfasserin und Verlag erarbeitet und geprüft. Eine Garantie kann jedoch nicht übernommen werden. Ebenso ist eine Haftung der Verfasserin bzw. des Verlages und seiner Beauftragten für Personen-, Sach- oder Vermögensschäden ausgeschlossen.

Bildnachweis

Umschlagfoto: zefa/Index Stock.
Fotos: Bavaria/FPG S. 15, 39/Dr. Loges + Co. S. 89/Fritz Mader S. 41/TCL S. 82/VCL S. 92/ Eisele S.41; Mauritius/Stock Shop S. 7/Nattermann S. 90/Poehlmann S. 42; Reinhard-Tierfoto S. 69, 75; zefa/Keller S. 16, 89/Mednet S. 21/Index Stock S. 27/Westhill S. 86.
Illustrationen: CosiMed S. 66/Monika Ostermeier S. 43, 47, 48, 50, 52, 55, 57, 60/ Katharina Schumacher S. 8, 9, 13, 26, 36.

Die Deutsche Bibliothek – CIP-Einheitsaufnahme

Ein Titeldatensatz für diese Publikation ist bei der Deutschen Bibliothek erhältlich.

Midena Verlag, München
© 2000 Weltbild Ratgeber Verlage GmbH & Co.KG
Alle Rechte vorbehalten

Das Werk einschließlich aller seiner Teile ist urheberrechtlich geschützt. Jede Verwertung außerhalb des Urhebergesetzes ist ohne Zustimmung des Verlages unzulässig und strafbar. Das gilt insbesondere für Vervielfältigungen, Übersetzungen, Mikroverfilmungen und die Einspeicherung und Verarbeitung in elektronischen Systemen. Bei der Anwendung in Beratungsgesprächen, im Unterricht und in Kursen ist auf dieses Buch hinzuweisen.

Projektleitung: Franz Leipold
Herstellung: Gabriele Schnitzlein
Bildredaktion: Doris Huber
Umschlagkonzeption: Kontrapunkt, Kopenhagen
Marketing: Ernst Schnarrenberger Kommunikation, Tutzing
Gesamtlayout: Cordula Schaaf, München
Satz und Redaktion: content publishing, München
Reproduktion: Pre Press Dasing
Printed in Italy

ISBN 3-310-00687-5